U0724974

"十四五"时期国家重点出版物出版专项规划项目

重庆市中西医结合学会

血液病诊治科普丛书

医话 贫血与出血性疾病

YIHUA PINXUE YU CHUXUEXING JIBING

丛书总主编　张　曦　黄晓军　吴德沛　胡　豫

主　　编　娄世锋　孔佩艳　施　均

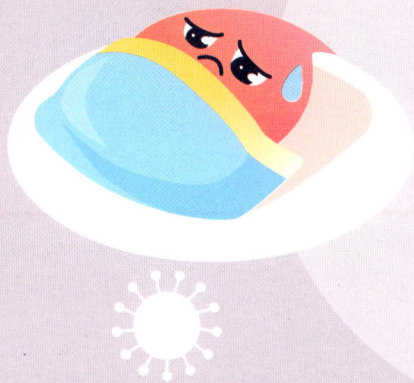

重庆大学出版社

图书在版编目(CIP)数据

医话贫血与出血性疾病 / 娄世锋, 孔佩艳, 施均主编 . -- 重庆 : 重庆大学出版社, 2025.6. -- (血液病诊治科普丛书). -- ISBN 978-7-5689-5252-1

Ⅰ. R55-49

中国国家版本馆 CIP 数据核字第 2025L5J749 号

医话贫血与出血性疾病
YIHUA PINXUE YU CHUXUEXING JIBING

主编 娄世锋 孔佩艳 施 均
副主编 陈 姝 文 钦 王筱淇 姚 浍
策划编辑:杨 杨 胡 斌

责任编辑:黄永红　　版式设计:胡 斌
责任校对:王 倩　　责任印制:张 策

*

重庆大学出版社出版发行
出版人:陈晓阳
社址:重庆市沙坪坝区大学城西路 21 号
邮编:401331
电话:(023)88617190　88617185(中小学)
传真:(023)88617186　88617166
网址:http://www.cqup.com.cn
邮箱:fxk@ cqup.com.cn(营销中心)
全国新华书店经销
重庆长虹印务有限公司印刷

*

开本:890mm×1240mm　1/32　印张:8.25　字数:178 千
2025 年 6 月第 1 版　　2025 年 6 月第 1 次印刷
ISBN 978-7-5689-5252-1　定价:45.00 元

本书如有印刷、装订等质量问题,本社负责调换
版权所有,请勿擅自翻印和用本书
制作各类出版物及配套用书,违者必究

血液病诊治科普丛书

丛书总主编　张　曦　黄晓军　吴德沛　胡　豫

《医话贫血与出血性疾病》编委会

主　编　娄世锋　　孔佩艳　　施　均

副主编　陈　姝　　文　钦　　王筱淇　　姚　洽

编　委（排名不分先后）

曹　春	曾瀚庆	常　城	陈　红	陈　婷
代新岳	邓　婷	房云海	冯一梅	高世春
黄　曦	江雪梅	匡哲湘	廖　毅	刘焕凤
罗婧媛	吕敬龙	刘雨青	马海霞	莫婷婷
申　飞	舒华娥	谭小燕	唐书翰	王　丹
王　杰	王　路	吴　霞	薛　峰	徐　静
杨　曦	于　潇	朱丽丹	朱　静	赵　璐
全　瑶				

秘　书　何　亚　　刘　佳　　卓定君

组　编　陆军军医大学第二附属医院（新桥医院）
　　　　　北京大学人民医院
　　　　　华中科技大学同济医学院附属协和医院
　　　　　苏州大学附属第一医院

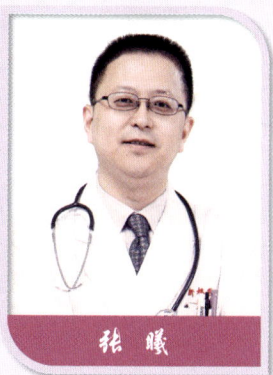

张曦

主任医师，教授，博士生导师。陆军军医大学第二附属医院血液病医学中心主任。军队学科拔尖人才，陆军科技英才，国家科学技术进步奖二等奖、中华医学科技奖一等奖获得者。擅长血液肿瘤的造血干细胞移植与细胞免疫治疗。主编/副主编《医话血液》《HLA不全相合造血干细胞移植》等5部专著。中华医学会血液学分会第十二届委员会副主任委员，中国抗癌协会血液肿瘤专业委员会副主任委员，中国医院协会血液学机构分会副主任委员，中国造血干细胞捐献者资料库第九届专家委员会副主任委员，中国医师协会血液科医师分会常务委员，中国血液病专科联盟副理事长，中国病理生理学会实验血液学专业委员会常务委员，*Blood & Genomics* 杂志主编。

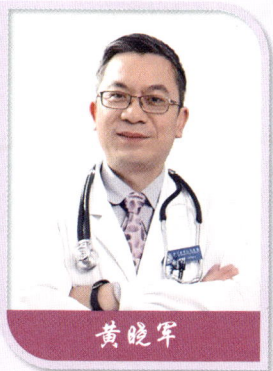

黄晓军

主任医师，教授，博士生导师。北京大学血液病研究所所长，国家血液系统疾病临床医学研究中心主任。北京大学博雅讲席教授，中国工程院院士，中国医学科学院学术咨询委员会学部委员，法国国家医学科学院外籍院士。世界华人医师协会第四届理事会副会长，中华医学会血液学分会第九届委员会主任委员，中国医师协会血液科医师分会会长，中国中西医结合学会第九届血液学专业委员会主任委员。

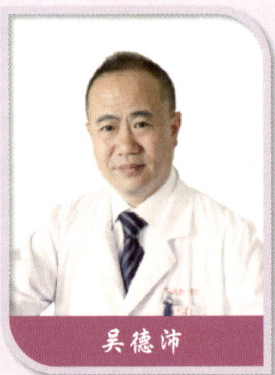

主任医师，教授，博士生导师。苏州大学附属第一医院血液科主任，国家血液系统疾病临床医学研究中心常务副主任。长期从事血液系统疾病的临床工作，致力于恶性血液肿瘤的精准诊疗。中国人民政治协商会议全国委员会委员，中华医学会血液学分会第十一届委员会主任委员。

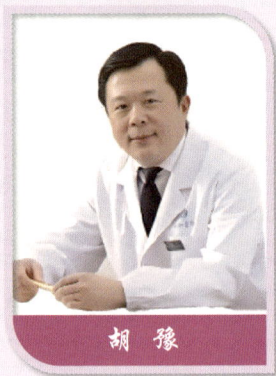

吴德沛

主任医师，教授，博士生导师。华中科技大学血液病学研究所所长，生物靶向治疗教育部重点实验室主任。国家重点学科带头人，卫生部有突出贡献中青年专家，国家杰出青年科学基金、国家科学技术进步奖二等奖、全国创新争先奖、全国教书育人楷模、何梁何利基金奖等获得者。中华医学会血液学分会第十二届委员会主任委员、血栓与止血学组组长，中华医学会内科学分会常务委员，中国医师协会血液科医师分会副会长，国际血栓与止血学会教育委员会委员，亚太血栓与止血学会常务委员，*Journal of Thrombosis and Haemostasis* 副主编，*Thrombosis Research* 副主编，《临床急诊杂志》主编，《中华血液学杂志》副主编，《中国医院管理》副主编。

胡　豫

主编简介

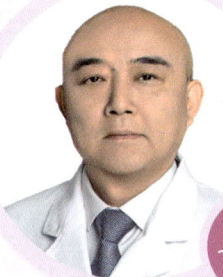

主任医师,教授,博士生导师。重庆医科大学附属第二医院血液内科主任,重庆市学术技术带头人。从事血液内科医疗、教学、科研工作40余年,积累了丰富的临床经验,尤其擅长血液系统肿瘤的治疗。中国医师协会血液科医师分会常务委员、中国罕见病联盟血友病学组常务委员、重庆市医师协会血液科医师分会会长、重庆市中西医结合学会血液专委会第一届主任委员、重庆市医学会血液学专业委员会副主任委员。

姜世锋

主任医师,教授,博士(后)研究生导师。陆军军医大学第二附属医院血液病医学中心。从事"难治性血液病诊治"的临床与基础研究40余年,主编《HLA不全相合造血干细胞移植》《血液肿瘤的生物治疗》《血液科诊疗精要》等多部学术著作。中华医学会血液学分会血栓与止血学组委员、重庆市医疗事故鉴定专家、重庆市突发公共卫生事件救援专家。

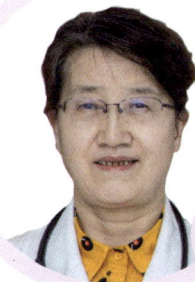

孔佩艳

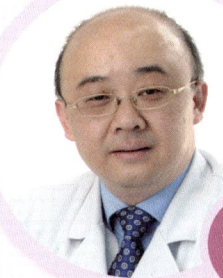

主任医师,教授,博士研究生导师。中国医学科学院血液病医院(中国医学科学院血液学研究所)副所院长,美国伊利诺伊州立大学芝加哥分校博士后。主要从事造血再生基础研究与临床转化研究,重点开展地中海贫血基因治疗、CAR-T细胞治疗自身免疫性溶血临床研究;再生障碍性贫血、阵发性睡眠性血红蛋白尿症、T大颗粒淋巴细胞白血病/纯红细胞再生障碍性贫血等疾病的分子病理机制、治疗干预性策略的创新性探索研究。中华医学会血液学分会委员、红细胞疾病学组副组长,《中华血液学杂志》编委,中国血液病专科联盟再障协作组组长。

施均

丛书序一

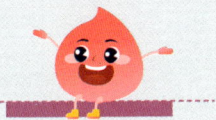

近年来，我国的血液病发生率和确诊人数正在逐步上升，2024年全国癌症报告统计数据显示：截至2022年，中国血液病患者人数为400万~500万。随着中国老龄化社会的到来，患者人数仍可能进一步增加，血液肿瘤（如淋巴瘤、白血病、多发性骨髓瘤等）已成为威胁人民生命安全与身体健康的重大疾病。

党的十八大以来，以习近平同志为核心的党中央把维护人民健康摆在更加突出的位置，将健康中国的建设上升为国家战略，确立了新时代卫生与健康工作方针，努力全方位、全周期地保障人民健康。习近平总书记指出，现代化最重要的指标还是人民健康，这是人民幸福生活的基础。

血液病种类繁多，病情复杂，包括但不限于白血病、淋巴瘤、骨髓瘤、再生障碍性贫血、地中海贫血、弥散性血管内凝血、血小板减少症、骨髓增生异常综合征等。民众普遍缺乏对血液病的认知，导致了两方面的问题：一方面，患者往往缺少血液病筛查的意识，从而错失了早期诊断治疗的最好时机；另一方面，在后期治疗中，患者又可能因依从性不够而影响治疗的规范化。因此，对于如何提升民众对血液病的科学认识，科普就显得格外重要。此外，中华人民共和国成立后，在历代中国血液人传承、创新的不懈努力下，我国血液病诊治水平得到大幅提升，例如急性早幼粒细胞白血病诱导分化治疗、"北京方案"单倍体造血干细胞移植等创新技术已赢得国际认可，并跻身世界一流临床方案的梯队，这些成绩和进展也应该通过科普传播让国人知晓。

习近平总书记强调，科技创新、科学普及是实现创新发展的两翼。近年来，我国血液病医务工作者编写了多种科普书籍，从独特的科学视角和丰富的临床层面对常见血液病防治进行了讲解。然而截至目前，我国尚缺乏一套具有整体规划和系统阐述血液病诊治防的科普丛书。基于此，陆军军医大学第二附属医院（新桥医院）、北京大学人民医院、华中科技大学同济医学院附属协和医院和苏州大学附属第一医院在"十四五"时期国家重点出版物出版专项规划项目的支持下共同组编了这套"血液病诊治科普丛书"。

该套丛书共分为六册，从血液系统的基本构成解析了血液病的发生发展机制，分类阐述了各种血液病。采用基础讲解、一问一答、案例示范等多种形式，力图通过通俗易懂的语言和生动形象的插图，站在大众角度将临床诊治中遇到的常见问题娓娓道来，力求将专业的血液病医学知识转化为通俗易懂、能被普通人接受的常识，科学且实用地介绍了血液病诊、治、防相关的"三级预防"相关知识。希望这套丛书能给广大患者提供从血液病的认识、预防、早期筛查到规范诊疗、康复管理的全方位指导和服务。

陆军军医大学第二附属医院血液病医学中心张曦团队长期致力于血液病科普防治工作的宣传和普及，其团队主编的《医话血液》（2022年全国优秀科普作品）为该套丛书的编写打下了坚实基础。

个人的健康是立身之本，人民的健康是强国之基。相信该套丛书的出版将增强全民血液病防治意识，提高我国患者及其家属关于血液病的总体认识，降低血液病的发病率，促进患者执行规范化治疗，节约社会卫生资源，提升我国人民的整体健康水平，推动实现健康中国的战略目标。

期待丛书早日出版，期望血液病患者早日恢复健康！

黄晓军

中国工程院院士
中国医师协会血液科医师分会会长
北京大学血液病研究所所长
国家血液系统疾病临床医学研究中心主任

丛书序二

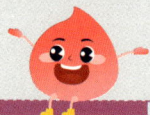

生命是如此美丽，也是如此脆弱。

有一种血液病如同暗夜幽灵，可以悄无声息地威胁人们的身体健康，它来势凶猛，短期即可威胁生命，它就是恶性血液病——那个让人闻之色变的"杀手"血癌。在我国，每分钟就有2人被确诊为恶性血液病，这不仅是一个数字，更意味着一个个可能消逝的鲜活生命，其背后也是一个个家庭的破碎。每当提及"血癌"这个字眼，空气中似乎都弥漫着压抑与不安，然而你可知道，面对这样的"敌人"，在现代医学高度发展的今天，我们并非束手无策，最大限度地避免和减轻血液病的危害，已成为每位医务工作者应尽的责任。

对于血液病，世界卫生组织早已为我们点亮了一盏明灯，提出了"三个三分之一"的宝贵观念：有三分之一的血液病是可以通过我们的努力预防的；有三分之一的血液病，如果能在早期被发现，那么治愈的希望就会大大增加；剩下的三分之一，即便无法完全治愈，也可以通过科学的治疗手段为患者减轻痛苦、延长生命。这三个三分之一，就像三道坚固的防线，守护着人们的健康。然而，对于血液病的发生情况和诊治现状大多数人并不了解，一旦有人得病，患者和家属均表现出失措和茫然，甚至做出错误的医疗选择。

习近平总书记强调，科技创新、科学普及是实现创新发展的两翼。加快推进健康中国建设，提倡科普先行是非常重要的环节。结合国内尚缺乏全面系统的血液病科普著作的现状，在"十四五"时期国家重点出版物出版专项规划项目的支持下，陆军军医大学第二附属医院血液病医学中心、北京大学人民医院、华中科技大学同济医学院附属协和医院血液病学研究所、苏州大学附属第一医院共同组编了本套血液病诊治科普丛书。丛书中的每一册针对具体疾病种类，如同一把钥匙，帮助大家打开了了解血液病的大门。从"血液病是什么"这个最基本的问题开始，到"如何预防血液病""如何早期诊断"这些实用的科普知识；从基本的血液组成，到具体的"血液病的治疗、移植、护理、康复"等专业领域的深入浅出的解读，我们力求用通俗易懂的语言，将科学实用的知识传递给每一位读者。

我们深知，面对血液病这样的重大挑战，仅仅依靠专业的医学知识是不够的。因此，我们在书中穿插了丰富的插图和生动的案例，让读者在轻松的阅读中掌握有关血液病诊、治、防的基本科学知识。我们希望本套丛书能够成为广大读者的贴心朋友，帮助他们了解血液病防治的正确方法以及治疗后康复的正确措施，避免对血液病产生消极、盲目甚至是错误的看法和行为。

值得一提的是，本套丛书的作者团队均由国内血液病学领域权威知名专家组成。我们长期奋战在血液病治疗的临床一线，对患者所想所需有着深刻的了解和洞察。我们用贴心的笔触、真实的案例，将自己的经验和智慧凝聚在本套丛书中，希望能够帮助更多的人提高对血液病防治的认识。

让我们一起携手，通过科学预防、早期诊断、规范治疗、积极康复，以及保持良好心态来应对血液病，共同维护血液生态和生命健康。

主任医师，教授，博士生导师

教育部"长江学者"特聘教授

陆军军医大学第二附属医院血液病医学中心主任

全军血液病中心/临床重点专科主任

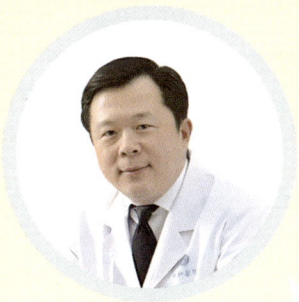

推荐序一

　　贫血与出血性疾病是血液科最常见的两大类疾病。贫血的发病率高达20%，几乎人人都曾经历过不同程度的贫血。出血性疾病虽然发病率不及贫血，但因其出血可导致严重后果，病情凶险，让人谈之色变。由于贫血与出血性疾病的发病机制复杂，病因错综交织，临床表现多变，诊断和治疗面临诸多困难。如何深入认识这两类疾病，做好预防和治疗，是每一位血液科医生和广大患者共同面对的课题。

　　《医话贫血与出血性疾病》是一部深入浅出、图文并茂的优秀科普读物。作为血液病领域的知名专家，本书作者将多年临床实践的经验和智慧倾注其中，用通俗易懂的语言，将贫血与出血性疾病的病因、分类、临床表现、诊断、治疗等方方面面的知识——道来。如"贫血主要有三方面病因：红细胞生成不足、红细胞破坏过多、失血"，将贫血的成因一语道破；"弥散性血管内凝血（DIC）是三个系统协作失调的结果"，让读者简单明了地理解了弥散性血管内凝血病因的本质。作者用轻松幽默又不失专业严谨的笔触，既人性化又趣味性地诠释了复杂的医学问题。

本书的另一大特色在于丰富的图片和真实的案例。书中大量运用示意图，将抽象的医学概念形象化，使读者更容易理解和记忆。一个个鲜活的病例分析则把读者带入临床一线，让读者在看到贫血与出血性疾病给患者带来痛苦的同时，能感受到医患共同对抗疾病的勇气。"妊娠相关血小板减少症"的部分，则用大量篇幅解答孕产妇最关心的问题，传递医者仁心、呵护生命的理念。

无论是血液科医护人员，还是广大患者及家属，都能从《医话贫血与出血性疾病》一书中获益良多。它简明扼要又涵盖全面，雅俗共赏又深入浅出，带给读者全新而独特的阅读体验。我衷心推荐这部难得的血液病科普佳作，相信它必将惠及更多需要帮助的人，为预防和治疗贫血与出血性疾病贡献一份力量！

华中科技大学同济医学院附属协和医院院长

生物靶向治疗教育部重点实验室主任

华中科技大学血液病学研究所所长

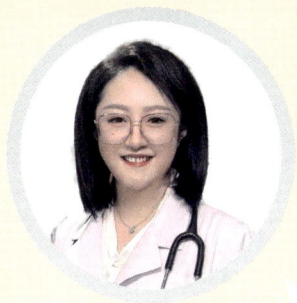

　　贫血性疾病是血液科临床最常见的血液系统疾病之一。根据世界卫生组织的统计，全球约有30亿人患有不同程度的贫血。然而，贫血并非一种"独立"的疾病，而是一个症状，其发生原因复杂多样。因此，准确甄别贫血的类型，对于制订针对性治疗方案至关重要。

　　在不同国家和人群中，贫血的发病率和病因存在显著差异。中国的贫血患病率高于西方国家，女性的贫血患病率明显高于男性，老年人和儿童的贫血患病率高于中青年人群。国家相关临床数据显示，有30%~40%的婴幼儿患有贫血，其原因大多数与母体贫血有关，这也对儿童的体格和智力发育产生了严重影响。此外，育龄妇女的贫血发病率约30%，主要与月经、妊娠和分娩等因素密切相关。50岁以上的老年患者中，贫血多与肿瘤，特别是消化道肿瘤相关。

　　随着社会的进步和经济的发展，贫血的发病原因也发生了变化。以往，营养不良是贫血的主要原因；近年来，减肥导致的营养失衡已成为引发严重贫血的"重要原因"。鉴于贫血性疾病的普遍性及其对健康的严重影响，为大众破除信息壁垒，普及相关血液知识显得尤为重要。这种通俗易懂的科普读物，可以满足不同群体对健康知识的需求，帮助大众更好地理解和应对贫血问题。

撰写科普读物并非易事，需要在保证科学准确性的同时，兼顾通俗性和读者的实际需求。本书的作者均为从事血液病诊疗工作多年的临床医生，他们以图文并茂的方式，详细解读了复杂的医学原理、治疗过程及伦理问题，将各种不同病因导致的贫血性疾病相关知识娓娓道来。不同年龄段、不同职业背景的读者，都能从中获得新的认识和启示，满足对血液疾病健康知识的渴求。通过阅读本书，患者及其家属可以消除心中的疑虑，找到战胜疾病的希望和勇气。

本书的内容经过反复修改和完善，力求在科普性和专业性之间取得平衡，为读者提供全面而翔实的贫血性疾病相关知识。因此，我真诚地推荐这本书，它能引导大众正确、理性地认识贫血性疾病。医学科普工作依然任重道远，我相信在本书的带领下，会有更多像本书作者这样的专业人士投入其中，用富有人文关怀的文字去普及医学知识、促进人民健康，让更多的人受益，为构建健康社会奠定坚实的基础。

天津医科大学总医院副院长、血液病中心主任
天津市骨髓衰竭及癌性造血克隆防治重点实验室主任

前　言

生命的河流需要"亦师亦友"的交融。

贫血和出血是血液科最常见的病症，也是最容易被大众忽视的疾病。我们在日常工作中一次次重复着贫血和出血性疾病的诊疗，从中发现许多患者因对这两种常见病知之甚少而延误了病情，甚至酿成难以挽回的后果。这让我们深感有必要编写一本关于贫血和出血性疾病的科普读物，帮助大家提高认识，及时诊治，避免悲剧发生。

本书的创作源于多年来门诊患者提出的各种问题，也源于我们对血液病知识普及的执着追求。我们选取了贫血和出血性疾病中最具代表性的疾病，囊括了缺铁性贫血、再生障碍性贫血、血友病、原发免疫性血小板减少症、弥散性血管内凝血等常见病和多发病，力求全面覆盖，又突出重点。从疾病的病因、发病机制到临床表现、诊断治疗、日常护理，我们以通俗易懂的语言和丰富多彩的图片，将晦涩难懂的医学专业知识转化为浅显易懂的健康科普知识，让广大读者都能轻松掌握。

为了增强内容的趣味性和可读性，我们摒弃了呆板的说教模式，而是用一个个鲜活的临床案例贯穿全书。从一名老太太的"蚕豆病"切入，讲述G6PD缺乏症的故事；从一位准妈妈的焦虑开始，解答妊娠相关血小板减少的困惑。案例中的人物都是我们在临床中真实遇到过的患者，他们的遭遇感人至深，他们的疑问发人深省。我们希望读者能从这些故事中找到共鸣，增强疾病认知，学会与疾病对话。

除了传递疾病知识，我们更希望传递治病救人的医学人文精神。在字里行间，我们时刻叮嘱患者要树立战胜疾病的信心，要以乐观积极的心态面对疾病；点点滴滴中体现出医护人员对患者的关爱、对生命的敬畏。作为医者，每挽救一位患者，就是在点亮一盏希望的灯火。

书名中的"医话"二字，一是"医生对话"之意，体现了我们希望以平等交流的方式与读者沟通，二是喻示我们对血液病防治矢志不渝的追求，对患者康复的无尽祝福。"贫血"与"出血性疾病"，正是血液科最常面对的两大类疾病。我们立足临床，面向大众，力求为血液病患者和相关人群奉献一部全面、实用的健康指南。

撰写本书的过程，是我们重温血液科执业生涯的过程，是凝聚医护团队集体智慧的过程，更是将"悬壶济世、医者仁心"铭记于心的过程。我们对本书进行了细致的编撰，但难免还有疏漏和不足的地方，真诚地欢迎广大读者批评指正，助力本书在实践中进一步完善，成为血液病患者值得信赖的"良医益友"。

衷心祝愿所有的患者都能早日康复，都能收获生命的馈赠！让我们携手，点亮更多希望的灯火！

主任医师，教授，博士生导师

重庆医科大学附属第二医院血液内科主任

目　录

第一章

贫血

"医生，我头晕、蹲久了站起来眼前发黑，是不是贫血啊？"

"大夫，我面色苍白，会不会是白血病啊？"

"医生，我贫血严不严重啊？"

贫血是血液科医生在门诊时经常会被询问的疾病，也是最容易被大众忽视的疾病。那么你对贫血到底了解多少呢？

1.1 认识贫血

1.1.1 贫血的主要来源——红细胞异常

贫血是指人体血液中数量最多的细胞成分——红细胞的异常所引起的疾病。如果要明白贫血是怎么发生的，那么我们首先要对红细胞的来源、结构和功能有所了解。红细胞也称为红血球。红细胞的红色来自血红蛋白中所含的血红素，这也是血液为什么是红色的原因。

红细胞是在哪里产生的？

红细胞是在骨髓这个大工厂里面由造血干细胞生长分化

发育而来的。它的发育周期约为1周,可分为三个阶段:第一个阶段为幼红细胞期(幼年期),造血干细胞发育为红系祖细胞、原始红细胞、早幼红细胞、中幼红细胞到晚幼红细胞;第二阶段为网织红细胞期(青春期),是指晚幼红细胞在骨髓中脱去细胞核蜕变成为网织红细胞;第三个阶段为成熟红细胞期(成熟期),是指网织红细胞再经1~3天的发育,变成双凹圆盘子形状的模样时,就成为成熟红细胞,然后从骨髓工厂释放到血液循环中工作(图1.1)。

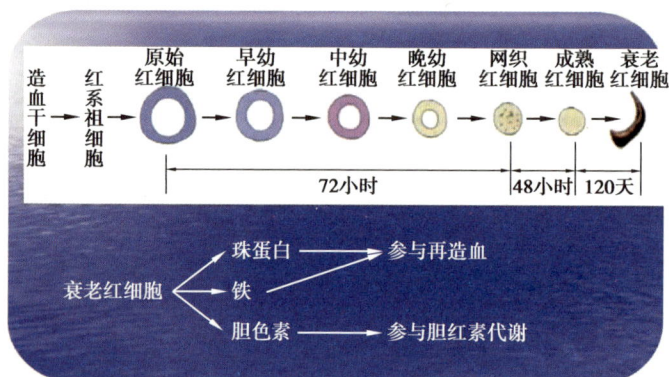

图1.1 红细胞的产生

红细胞的平均寿命约为120天。衰老红细胞被脾脏和肝脏的单核巨噬细胞吞噬,分解为珠蛋白和血红素再回收利用。

那么成熟红细胞有哪些功能呢?

成熟红细胞除了赋予血液鲜红的颜色外,它在人体中还担负着非常重要的工作。其中最重要的功能是负责运输氧气和营养物质到身体的各个部位,并参与二氧化碳和其他废物的排除,这在维持机体的生命活动及物质代谢方面是至关重要的。

这一功能主要是通过红细胞中的血红蛋白来完成的。红细胞具体的工作流程是这样的：在肺部，红细胞吸收氧气并与血红蛋白结合，形成氧合血红蛋白，当红细胞流经身体各组织时，它们会释放氧气供组织细胞使用，同时吸收细胞代谢产生的二氧化碳，再将组织中的二氧化碳运返肺部进行气体交换后排出。

红细胞在运输氧气和二氧化碳的过程中，通过调节血液中二氧化碳的浓度，有助于维持血液的pH值在正常范围内，因此红细胞也参与了体内酸碱平衡的调节。此外，红细胞还在一定程度上参与了营养物质（如葡萄糖、氨基酸等）的运输，有助于机体对营养物质的吸收和代谢。近年的研究发现，红细胞表面的一些分子可与免疫系统相互作用，因此，红细胞在一定程度上参与了免疫调节，并可表达一些抑制免疫反应的分子，有助于防止过度的免疫反应。

红细胞在人体中发挥着多种重要功能，因此保持红细胞数量和功能的正常对人体健康至关重要。如果红细胞数量或功能出现异常，就容易引发缺氧、营养不足及代谢、免疫异常等各种健康问题，进而导致各种贫血性疾病。

1.1.2　贫血的临床表现

如果人体是一座繁忙的都市，那么红细胞就是穿梭其中的"氧气快递员"，通过血液这条"公路"运输，将氧气运送到人体的每一个角落，供细胞"呼吸"使用。当红细胞数量减少或功能异常时，这个"氧气配送"就会出错，就会发生贫血。你的身体会因为长期"缺氧"而拉响警报,用各种症状提醒你:该关注自己的身体健康了!

缺氧可导致一系列"连锁反应":当供氧不足时,大脑这个"耗氧大户"就会首当其冲。你可能会感觉到头晕,注意力和记忆力下降。有部分人群还可能出现持续性耳鸣,就像苍蝇一直围绕在耳边,嗡嗡作响。

肌肉组织同样依赖氧气供能。你会发现以前自己能轻松完成的运动或动作,在出现贫血后,就无法像往常一样顺利完成。比如,以往能拎起的物件,可能会变得异常沉重。后期随着贫血的逐步加重,甚至连刷牙、梳头、洗脸这类日常动作都会让你感到疲惫不堪,甚至肌肉酸痛。

心脏作为人体的"发动机",会通过加速跳动来弥补氧气的不足。贫血严重时,你可能会在安静休息时也会觉得心脏"咚咚"乱跳,就像刚刚结束了百米冲刺。长期超负荷工作可导致心脏扩大,这需要通过心脏超声、心电图等检查才能发现(图1.2)。

还有一些不常见的贫血症状往往是人们最容易忽视的"隐形信号"。有些症状看似与贫血无关,实则密切相关:比如,指甲变得薄脆易断,表面呈现匙状凹陷。舌头表面光滑发红,像被磨平了纹路。甚至有人会出现异食癖,发生进食泥土、冰块等奇怪行为。儿童患者出现生长发育迟缓等情况。

那么什么情况下会被诊断为贫血呢?关于贫血的标准,主要是依据血红蛋白水平而定的,海平面地区的成年男性血红蛋白水平<120 g/L,非妊娠的成年女性血红蛋白水平<110 g/L,妊娠期女性血红蛋白水平<100 g/L,可被诊断为贫

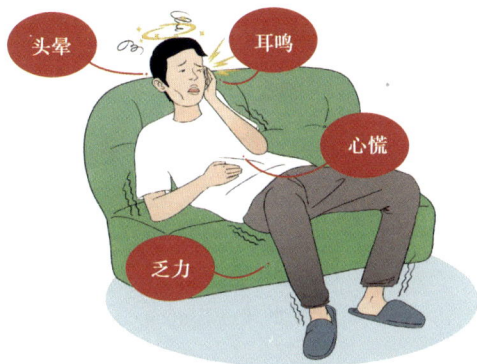

图1.2　贫血的临床表现

血。需要特别说明的是,妊娠期女性由于血容量增加会出现生理性稀释,因此诊断标准更为宽松。值得注意的是,生活在高原地区的人群血红蛋白正常值会相应上调,这类人群的贫血标准也需要因地制宜进行调整。

1.1.3　如何确定贫血的严重程度?

贫血到底严重还是不严重,需要根据血红蛋白水平的高低来评判。医学上根据血红蛋白水平将贫血分为四个等级。

1. 轻度贫血(血红蛋白水平90~120 g/L)

多数人能正常生活,但运动耐量下降。可能出现注意力不集中、手脚冰凉、食欲减退等症状。这个阶段可通过饮食调整(增加瘦肉、动物肝脏、蔬菜摄入)和改善生活方式(保证睡眠、适度运动)进行干预。

2.中度贫血(血红蛋白水平60~90 g/L)

日常活动明显受限,爬楼梯时可能需要中途休息,会出现皮肤黏膜苍白。可能出现月经量减少、头发干枯易脱落。需要药物干预(如铁剂、维生素B_{12}等),并积极寻找贫血病因,对因治疗。

3.重度贫血(血红蛋白水平30~60 g/L)

静息状态下也会心累气促,可能出现胸痛、下肢水肿等心脏代偿症状。面色苍白如纸,眼结膜、口唇颜色变淡。需立即住院治疗,必要时输血。

4.极重度贫血(血红蛋白水平<30 g/L)

患者情况十分危急,随时可能发生休克、意识模糊、多器官衰竭等危险。患者往往无法自主活动,甚至出现呼吸困难。需要紧急输血,立即住院治疗。

如果出现了上述贫血症状,那么通过一个简单的血常规检查就能揭开真相。就像汽车需要定期保养一样,我们的身体也需要通过体检及时发现问题。需要特别提醒的是,贫血的发展速度比绝对值更重要。一个血红蛋白水平稳定在80 g/L的慢性贫血患者,可能比短期内血红蛋白水平从130 g/L骤降到70 g/L的患者状况更稳定。因此,医生不仅看检测数值,还要关注症状变化的速度。

贫血不是独立的疾病,而是身体发出的求救信号,可能是缺铁、缺乏维生素的营养警报,也可能是慢性炎症的提示,甚至是恶性血液疾病的早期征兆。及时就医、查明病因，才能从根源上解决这场"氧气危机"。

（陆军军医大学第二附属医院　陈婷　文钦）

1.2　贫血的病因和分类

1.2.1　贫血的病因

提到贫血，大家肯定会问，我平时身体棒棒的，为什么会发生贫血？贫血的病因是多种多样的，但归结起来，主要是三方面原因：红细胞生成不足、红细胞破坏过多、失血。具体情况如下：

①红细胞生成不足。红细胞生成不足主要有三大因素：造血原料缺乏、骨髓造血细胞异常、造血调节异常。首先是造血原料缺乏引起的贫血，其中最常见的是缺铁性贫血，以及缺乏维生素 B_{12} 和叶酸等引起的贫血。其次是骨髓造血细胞异常所致的贫血，如骨髓造血功能衰竭导致红细胞生成不足从而引起贫血，常见的是再生障碍性贫血和纯红细胞再生障碍性贫血。最后是造血调节异常导致的贫血，如肾功能不全、垂体或甲状腺功能低下等情况可引起促红细胞生成素（EPO）不足从而导致贫血，还有肿瘤、感染等情况会产生较多的抑制造血的细胞因子，也可引起红细胞生成不足从而导致贫血。

②红细胞破坏过多。常见的疾病是溶血性贫血，由于人体因多种原因产生了破坏红细胞的抗体，从而引起红细胞破

坏过多,超过了机体的代偿能力而导致的贫血。

③失血。临床常见外伤、手术或消化道大出血等引起的贫血。根据失血的速度,失血又分为慢性失血及急性失血。慢性失血是贫血最常见的病因之一,如消化道溃疡或女性月经量过多引起的慢性少量失血。

1.2.2 贫血的分类

贫血的分类方式有很多种。除了按上述的病因分类,贫血还可以按以下两种方式分类。一是按贫血进展的速度分类,贫血可分为急性贫血、慢性贫血;二是临床常用的按红细胞的形态分类,贫血可分为大细胞性贫血、正细胞性贫血、小细胞性贫血(表1.1)。

表1.1 按红细胞的形态分类的贫血类型

类型	平均红细胞体积(MCV,fL)	平均红细胞血红蛋白浓度(MCHC,%)	常见疾病
大细胞性贫血	>100	32~35	巨幼细胞贫血、骨髓增生异常综合征、肝疾病等
正细胞性贫血	80~100	32~35	再生障碍性贫血、溶血性贫血、急性失血性贫血等
小细胞性贫血	<80	<32	缺铁性贫血、铁粒幼细胞贫血、地中海贫血、慢性病贫血

(陆军军医大学第二附属医院 陈婷)

1.3 贫血的危害及诊疗

有人可能会说,不就是贫血吗,能有多大的危害,补一补就好了。维持人体健康的是一个复杂的系统,而"千里之堤,溃于蚁穴"。这里需要跟大家科普一下贫血的危害,不能忽视小小的贫血,严重的甚至会危及你的生命安全。一方面,贫血会造成人体的各个器官组织缺氧,继而出现器官的功能损害,如果不及时诊治,则可能会造成器官不可逆转地受损,从而降低人们的生活质量,严重的甚至可能会让人有生命危险。另一方面,贫血可能是恶性疾病的早期表现,如果及时有效地就医,就能尽早发现隐匿在贫血后面的病因,从而根除病因,保障生命安全。

医生会根据病情选择、完善相应的检查。例如,血常规可以判断是否有贫血及贫血的严重程度。网织红细胞计数可以反映造血的增生程度。完善血清铁、铁蛋白、叶酸、维生素 B_{12} 等检查,可以明确是否有造血原料的缺乏。抗人球蛋白试验,可以排除有无自身免疫性溶血性贫血。如果考虑有合并慢性消化道失血,还需完善"大便常规+隐血",以及胃肠镜的检查;如果考虑有月经量过多导致的贫血,还需完善妇科彩超检查等。

关于贫血的治疗,需要在血液内科医生的指导下进行,不同原因的贫血要采取不同的治疗措施。如果是缺铁性贫血,就补充铁剂,同时寻找缺铁的病因。如果是缺乏叶酸或维生素 B_{12} 导致的巨幼细胞贫血,就补充叶酸或维生素 B_{12},与此同时寻找缺乏叶酸或维生素 B_{12} 的病因。如果是溶血性贫血,就需要采用糖皮质激素治疗。如果是白血病、骨髓瘤等恶性血液病引起的贫血,就需要进行相应的抗白血病和抗骨髓瘤的治疗,因为只有当恶性血液病的治疗得到有效控制后,贫血才可能好转。

希望通过上述关于贫血相关知识的科普,人们能在自我保健、正确诊疗方面获得一定的医学常识,使自己能够拥有一个健康的身体和快乐而有质量的人生。

(陆军军医大学第二附属医院 陈婷)

第二章
再生障碍性贫血

随着人们健康意识的不断提高,进行常规体检已成为大多数人的自觉行为,而血常规是其必选的体检项目之一。此外,在日常生活中,当我们发现身边的朋友或家人出现面色不佳、鼻衄、牙龈出血、皮肤瘀斑,或者发热等表现时,首先想到的是做一下血常规检查。如果血常规提示血细胞,也就是我们所说的白细胞、血红蛋白、血小板的数值均较正常明显更低,那么这时我们就要警惕一种疾病——"再生障碍性贫血"。它是不同于其他贫血的一种较常见的疾病,我们必须重视。这里将带大家了解再生障碍性贫血到底是怎么回事。

2.1 认识再生障碍性贫血

再生障碍性贫血(aplastic anemia, AA)简称"再障",是一组由多种原因诱发 T 细胞功能异常所导致的骨髓造血功能衰竭性综合征,也是临床较常见的一种非恶性血液系统疾病。再障以骨髓造血细胞增生降低和外周血全血细胞减少为特征,临床表现以贫血、出血和感染为主(图 2.1)。根据发病机制,再障可分为遗传性再障和获得性再障。遗传性再障在临床上较罕见,主要为范科尼贫血(Fanconi anemia)、先天性角化不良(dyskeratosis congenita)、施-戴综合征(Shwachman-Diamond syndrome,SDS)等。

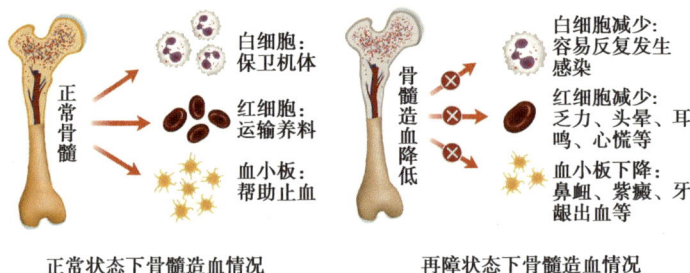

正常状态下骨髓造血情况　　　　　再障状态下骨髓造血情况

图2.1　正常状态/再障状态下骨髓造血情况及再障的临床表现

哪些人群容易得再障呢？其实再障可发生于任何年龄阶段,但儿童、青少年及60岁以上老年人为高发人群。遗传性再障的发病原因主要是基因随机突变导致的免疫异常,它在儿童和40岁以下年轻人中最为常见。而获得性再障的发病原因是各种因素引起的免疫系统异常,它在老年人中最常见。临床上多数再障是获得性的,以外周全血细胞减少和骨髓造血功能降低为主要表现,分为原发性和继发性,故本章节内容主要集中在获得性再障。

(中国医学科学院血液病医院　于潇,匡哲湘,施均)

2.2 再生障碍性贫血的病因和临床表现

2.2.1 为什么会得再生障碍性贫血?

研究认为,再障发病的核心机制是 T 细胞功能亢进介导的免疫性骨髓衰竭。获得性再障患者的发病原因可能与化学药物、放射线、病毒感染及遗传因素有关。男性发病率略高于女性。临床上根据骨髓衰竭的严重程度,再障可分为重型再障和非重型再障;根据临床病程进展情况,再障可分为急性再障和慢性再障。

具体来讲,再障患者发生免疫性骨髓衰竭的原因主要包括以下几方面。

①物理因素:各种电离辐射。长期接触 X 射线、镭及放射性核素等可影响 DNA 的复制,抑制细胞有丝分裂,干扰骨髓细胞生成,造血干细胞数量减少。

②生物因素:病毒感染。病毒感染的因素比较常见,如风疹病毒、流感病毒、肝炎病毒、人类细小病毒 B19、EB 病毒等,以及各种严重感染状态。

③化学因素:各类可以引起骨髓抑制的药物,特别是氯霉素类抗生素、磺胺类药物、抗肿瘤化疗药物等。非药物化学因素,包括苯及其衍生物、三硝基苯、砷和重金属、六六六、有机磷杀虫剂等。其中,苯及其衍生物与现代生活关系密切,如居室装修材料、各种皮革制品、汽油、油漆、染料等均含有苯。关于苯中毒引起再障的报道也越来越多。

④遗传因素:除考虑遗传性再障外,一些无特殊表型的获得性再障,特别是重型再障也需要做骨髓衰竭基因检测,这对选择适合的治疗方案也有指导意义。

⑤其他因素:妊娠、慢性肾功能衰竭、慢性肝病、阵发性睡眠性血红蛋白尿、自身免疫性疾病(如类风湿和系统性红斑狼疮)等。

2.2.2　再生障碍性贫血的临床表现

再障的临床表现主要为贫血、出血和感染症状(图2.2)。当患者出现贫血、感染性发热,以及皮肤黏膜、牙龈、鼻腔等部位出血时,应立即就医以确定是否患上了再障。

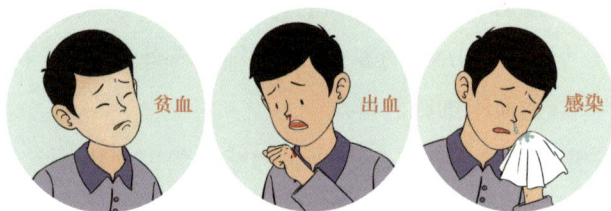

贫血　　出血　　感染

图2.2　再障的临床表现

①贫血的表现:疲倦、乏力和皮肤苍白是常见的表现。还可表现为头晕耳鸣、记忆力衰退、思想不集中。贫血严重的患者会出现心慌气短、消化能力减退,表现为不想吃饭、恶心、呕吐、腹部胀满等。贫血对泌尿生殖系统也有影响,表现为多尿、尿混浊、月经失调甚至闭经等。

②出血的表现:慢性再障出血较轻,多局限于皮肤黏膜出

血,可表现为皮肤黏膜上有出血点、鼻出血、月经量较前增多等。急性再障出血比较严重,几乎每个病人都有出血,并且往往是内脏出血,如消化道出血、尿血、眼底出血;最严重的出血为颅内出血,这种情况死亡率很高。

③感染的表现:慢性再障感染发生率低,最常发生的是呼吸道感染,一般比较轻,容易得到控制。急性再障感染发生率高,常发生败血症、肺炎及口咽部感染,感染常难以控制,病情往往迅速恶化。

④其他:长期严重贫血的患者可能会患上贫血性心脏病,主要表现为心脏增大、铁过载。

(中国医学科学院血液病医院　于滿,匡哲湘,施均)

2.3　再生障碍性贫血的临床诊断和分类

2.3.1　临床上如何确诊再生障碍性贫血?

询问病史:询问家族史并进行全面体格检查,结合特殊实验室检查和遗传性基因检测以首先排除遗传性因素导致的再障。

排除其他疾病:通过一些实验室检查和辅助检查排除其他疾病引起的全血细胞减少,如营养性疾病、白血病、骨髓纤维化、急性造血功能阻滞、淋巴瘤以及那些自身免疫性疾病所导致的全血细胞减少。

实验室检查：

①骨髓穿刺及病理活检，结果中至少1个骨髓穿刺部位增生降低（增生活跃需有巨核细胞减少）。

②血常规检查，结果中至少有2项外周血血细胞计数降低：血红蛋白水平<100 g/L、血小板计数<50×10^9/L、中性粒细胞绝对值<1.5×10^9/L。

2.3.2 再生障碍性贫血在临床上的分类

根据骨髓增生情况和血细胞降低程度，再障在临床上可分为两大类：重型再障（SAA）和非重型再障（NSAA）（图2.3）。

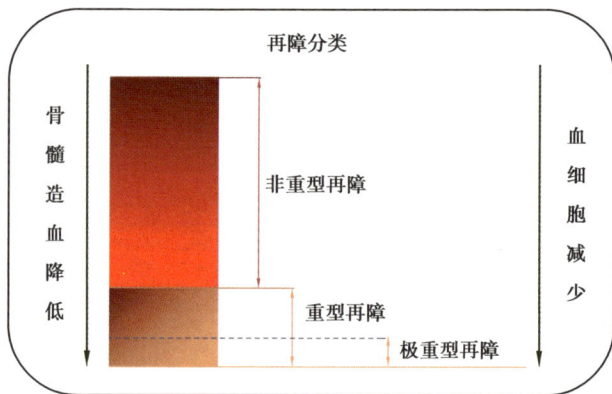

图2.3 再障分类

①重型再障：也称为重型再障Ⅰ型，其特征是起病急、病情发展迅速，多以贫血、出血为主要表现症状。早期表现为严重出血与感染，出血部位广泛，除皮肤黏膜外，还常有深部出

血,如内脏或颅内出血,危及生命。皮肤感染、肺部感染多见,严重者可发生败血症,病情险恶;随病程的延长,很快出现进行性加重的贫血。一般常用的对症治疗不易奏效。还可因感染而导致反复高热,个别患者自起病到死亡均处于难以控制的高体温之中。

重型再障患者的血常规结果中需具备下列三项指标中的两项:中性粒细胞绝对值<0.5×10⁹/L,网织红细胞计数<1%,血小板计数<20×10⁹/L。若中性粒细胞绝对值<0.2×10⁹/L,则称为极重型再障(VSAA)。

②非重型再障:未达到重型再障标准的再障,即为非重型再障。其临床特征为起病缓慢、病程长,早期贫血症状常不足以引起重视,如乏力、心悸、头晕等,且贫血多为主要表现;可出现不易觉察的皮肤黏膜出血等,女性可表现为月经量多,少见内脏出血;感染症状少见且以呼吸道感染为主,严重感染者少见。血常规结果中可出现全血细胞减少。根据非重型再障患者是否依赖血制品输注,非重型再障可分为输血依赖型非重型再障(TD-NSAA)和非输血依赖型非重型再障(NTD-NSAA)。有些非重型再障患者也可以在长期慢性血细胞减少的过程中,逐渐发展为符合重型再障标准的重型再障。

(中国医学科学院血液病医院　于潇,匡哲湘,施均)

2.4 再生障碍性贫血的治疗和预后

2.4.1 再生障碍性贫血的治疗

1.对症支持治疗

①当血红蛋白水平<60 g/L时,需要输注红细胞支持治疗,改善患者贫血状态,避免并发症的发生。若患者年龄≥60岁,合并有心、肺等疾病,或者患者并发感染、发热、疼痛、出血等症状时,应遵医嘱及时输注红细胞以改善不适症状。

②当中性粒细胞绝对值<0.5×10⁹/L时,有条件者应入住千级层流洁净病房或单独病房,加强感染防护,予以保护性隔离,减少感染的发生。

③血小板明显减少患者应尽可能避免出血,防止外伤及剧烈活动;当血小板计数≤20×10⁹/L或出现情况严重时,应接受血小板输注治疗。

④对于需要长期反复输注红细胞超过20 U和(或)血清铁蛋白水平明显增高,出现铁过载时,可酌情予以祛铁药物治疗。

2.再障的药物治疗

再障一旦确诊,应尽快明确疾病严重程度,尽早治疗(图2.4)。对非重型再障,环孢素可单独使用或联合促造血药物(如雄激素、血小板生成素受体激动剂等)使用。药物治疗在非重型再障中的有效率可达50%~60%。需要注意的是环孢素用药期间可能出现多种不良反应,比较常见的包括胃肠道不良反应、肝肾功能损害、免疫功能降低并发感染、毛发增多、牙龈增生及神经系统异常表现等。为了避免严重不良反应的发生,患者用药期间需要监测环孢素血药浓度,如果药物浓度过高,则不良反应的发生率将明显增加,甚至会出现严重肝肾功能损害及抽搐等。环孢素用药初期可加用保肝、护胃等辅助药物,后期随着药物浓度稳定后,副作用会明显改善,但仍可能有极少数患者会因严重不耐受而停用环孢素。

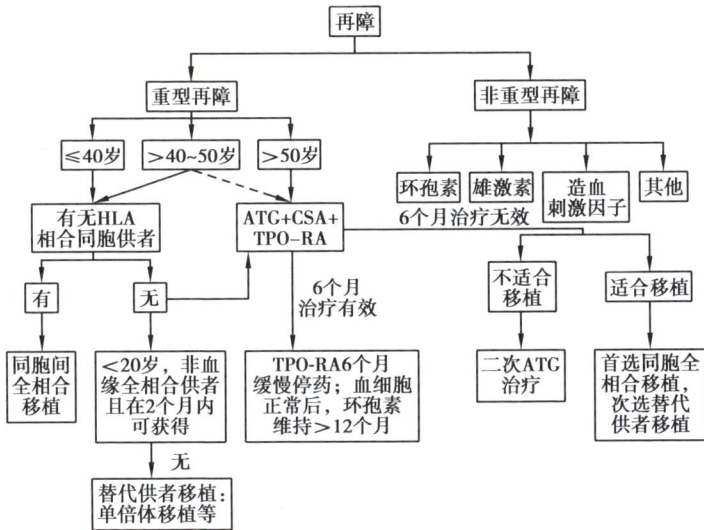

图 2.4　再障的治疗方案

年轻的重型再障患者可以首先选择同胞全相合异基因造血干细胞移植,有效率为 70%～80%;药物治疗可采用抗人淋巴细胞免疫球蛋白/抗人胸腺细胞免疫球蛋白(ALG/ATG)联合环孢素的治疗方案,有效率为 50%～70%。疗效与年龄、治疗前血常规情况、有无合并症及并发症均密切相关。如联合使用血小板生成素受体激动剂(TPO-RA)会进一步提高疗效。

2.4.2　再生障碍性贫血是否可以治愈？是否需要终身服药？

非重型再障的治疗方案受多种因素影响，如年龄、身体一般状态及是否输血依赖等。

非重型再障的重要治疗是服用免疫抑制药物，如环孢素，可以联合应用刺激骨髓造血的药物，包括雄激素和中成药物，如复方皂矾丸、升血小板胶囊及维生素类药物。近年来采用促血小板生成药物的患者中，约60%的患者其再障的症状有所改善，也有约1/3的患者获得治愈。

其他支持对症治疗包括输注血制品、抗感染治疗等。

非重型再障是一种慢性疾病，治疗目标是尽可能延缓骨髓衰竭，尽快恢复血细胞水平，提高患者的生活质量，减少并发症，降低疾病对工作及日常生活的影响。治疗有效包括两种情况：部分缓解和完全缓解。目前针对再障的初步治疗目标是达到部分缓解，最终治疗目标为达到完全缓解和治愈水平。因此，早期规范治疗的患者，多数也不需要终身服药的。

患者在药物治疗过程中需要特别注意的是，一旦确定了治疗方案，一定要坚持治疗疗程，不能不遵从医嘱、不规律治疗，也不能自行停药导致半途而废（图2.5）。服用环孢素的患者，需要定期门诊随访，监测血药浓度，药物浓度达标的情况下才可能获得满意的疗效。此外，保持健康的生活习惯及良好的心态对治疗也至关重要。

对于重型再障和输血依赖型非重型再障（TD-NSAA）患者来说，造血干细胞移植是一种可以获得根治的治疗手段。造血干细胞移植治疗相关的风险包括重症感染、急慢性移植物抗宿主病（GVHD）及植入不良等。近年来随着移植技术及相关药物研制的进步，无血缘供者造血干细胞移植及亲缘单倍体移植技术的不断完善，造血干细胞移植治疗已使更多的有移植适应证的再障患者获得治愈。

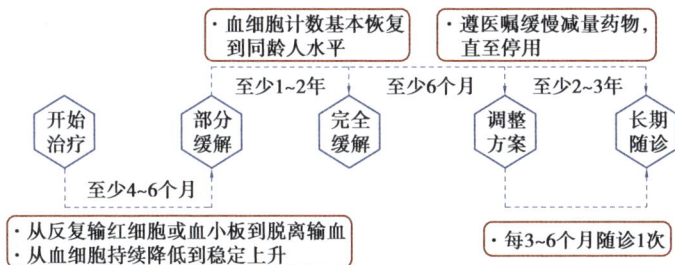

图2.5　非重型再障治疗过程

（中国医学科学院血液病医院　于潇，匡哲湘，施均）

2.5　治疗再生障碍性贫血的常用药物

2.5.1　免疫抑制治疗药物

1. 环孢素知多少？

环孢素，一种免疫抑制类的药物，是再障患者常用的首选治疗用药。治疗再障的确切有效血药浓度并不明确，有效血药浓度窗较大，一般目标血药浓度（谷浓度）为成人100~200 μg/L、儿童100~150 μg/L。临床根据药物浓度及疗效调整环孢素的应用剂量。

服用方法：每天同一时间整粒吞服，每次间隔12小时，用牛奶、果汁送服可增加吸收率；服药期间忌吃葡萄柚、柚子、凤梨和杨桃，会影响环孢素浓度。

主要不良反应：消化道反应、牙齿龈增生、色素沉着、肌肉震颤、肝肾功能损害，极少数出现头痛和血压变化，多数患者症状轻微或经对症处理减轻。建议患者在服用环孢素期间，遵医嘱定期复查环孢素的药物谷浓度、峰浓度（图2.6），医生将根据药物浓度、血常规结果以及不良反应酌情调整环孢素剂量，必要时减量甚至停药。环孢素减量过快会增加复发风险，一般建议逐渐缓慢减量，疗效达平台期后持续服药至少12个月。

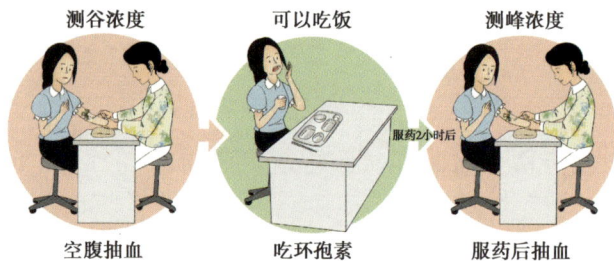

图2.6 环孢素浓度检测方法

知识点：有效血药浓度，是指药物吸收后在血浆内的总浓度，药物作用的强度与药物在血浆中的浓度呈正比，需要抽血来监测血液中的环孢素浓度；疗效平台期，是指在用药后血红蛋白达到某一数值，再增加药物剂量也不能进一步提高血红蛋白数值，此时就是疗效平台期。

2.ALG/ATG治疗是什么?

ALG/ATG治疗主要是通过药物去清除患者体内异常的T细胞,恢复和重建患者造血功能。

应用方法:输注前均应按照相应药品制剂说明进行皮试,皮试阴性方可接受ALG/ATG治疗。使用ALG/ATG时应同步应用糖皮质激素预防出现过敏反应。急性期不良反应发生在输注时,会表现为超敏反应、发热、僵直、皮疹、高血压或低血压及液体潴留,建议用药期间维持血小板计数>20×10⁹/L,降低出血风险。

血清病反应(Ⅲ型变态反应):一般出现在首次输注ALG/ATG后7~15天,停药后可自行消退。临床表现为非感染性发热,关节、肌肉酸痛,皮疹,水肿,淋巴结肿大,肺泡弥漫性渗出导致低氧血症,胃肠道表现(腹胀、痉挛、恶心、黑便),肾病(肾小球肾炎),可以退热、抗过敏治疗为主,如加大激素用量、抗组胺药物以及止痛对症处理。

其他不良反应:出血的危险,中性粒细胞减少、肝肾功能损害、心律失常等。

随访:ALG/ATG治疗的患者要密切和医护人员保持联系,定期复查血常规以便医生可以及时帮助评价治疗效果。

2.5.2　促造血功能恢复治疗药物

1.认识雄激素

雄激素,可以刺激骨髓红系造血,减轻女性患者月经期出血过多,是再障治疗的基础促造血用药。最常见的有司坦唑醇、十一酸睾酮胶囊、达那唑胶囊等。

服用方法:司坦唑醇,1~2片/次,3次/天;十一酸睾酮胶囊,40 mg(1粒),2~3次/天;达那唑胶囊,2粒/次,2~3次/天。所有药物均须遵医嘱用药。

不良反应:雄性化特征明显,影响生殖系统。长期服用此类药物的再障患者,女性会表现为毛发增多,声音粗而低哑;男性则性欲亢进;儿童患者服药之后,可加速生长和骨成熟,让骨骺过早融合。患者服用此类药物后会有肝损伤,出现血清胆红素升高、转氨酶升高等;长期服用还会有肝脏腺瘤风险,出现不明原因破裂出血;也会出现胃肠道反应、痤疮、皮疹、水钠潴留等表现。因此,服药期间要注意定期检查肝功能。

2.中成药治疗

非重型再生障碍性贫血的治疗可以在上述药物的基础上联合中成药治疗,常用的有复方皂矾丸、再造生血片、益血生胶囊、参芪片等,这些药物可通过益气养血、补肾等作用刺激骨髓造血功能恢复。

2.5.3 促进血小板生成的治疗药物

促血小板生成药物包括重组人血小板生成素(rhTPO)和血小板生成素受体激动剂(TPO-RA)。这些药物可通过特异性结合血小板生成素(TPO)受体,调节巨核细胞增殖、分化与成熟,促进血小板生成。近年来,促血小板生成药物已被广泛用于治疗再障,可有效降低患者的出血风险,减少血小板输注,避免血液制品输注的不良反应。目前,全球已有5种促血小板生成药物获批进入临床应用,包括重组人血小板生成素(rhTPO)、罗普司亭、艾曲泊帕、海曲泊帕、阿伐曲泊帕及芦曲泊帕。

1.重组人血小板生成素(rhTPO)

血小板生成素(thrombopoietin,TPO)是由肝脏合成和分泌,释放到血液循环中发挥作用的一种信号肽,具有调节巨核细胞分化和血小板生成的作用,是血小板生成的主要调控因子。自其被发现以来,TPO途径一直是血小板减少症相关治疗的重要研究方向。重组人血小板生成素(rhTPO)是利用基因重组技术由中国仓鼠卵巢细胞表达,经提纯制成的全长糖基化血小板生成素,与内源性血小板生成素具有相似的升高血小板的药理作用。

2.血小板生成素受体激动剂(TPO-RA)

TPO-RA是一种模拟人体内TPO作用通路的新型促血小板生成药物,主要通过模拟内源性TPO结构,竞争性结合于靶细胞结合位点,激活相关信号通路,刺激巨核细胞和血小板生成,并且具有不产生中和抗体的特点,此类药物分为肽类TPO-RA和非肽类TPO-RA两种。

目前上市的药物有:

罗普司亭(Romiplostim,曾用名:罗米司亭,商品名:

Nplate),粉针剂。原研药为美国安进(Amgen)公司生产,属于肽类TPO-RA。给药途径:皮下注射。主要用于再障和化疗引起的血小板减少。

目前有4种非肽类TPO-RA(艾曲泊帕、海曲泊帕、阿伐曲泊帕、芦曲泊帕)用于治疗多种血小板减少性疾病。与罗普司亭不同,这类药物可以口服,是其一大优点。

尽管同属于非肽类TPO-RA,但这4种药物在临床应用、药动/药效属性、不良反应、相互作用、药物毒性等方面还是存在较大的差异,一定要遵医嘱使用。

TPO-RA的有效性:TPO-RA是内源性TPO没有同源性序列的药物,但仍然可以结合并激活TPO受体,以模拟TPO活性。TPO-RA可通过TPO途径促进血小板生成,提供快速和持久的血小板反应。

如果持续4周、最高剂量的使用一种TPO-RA治疗后,血小板计数没有增加到足以避免临床重要脏器出血的水平,则需要停药。有研究显示,对一种TPO-RA治疗无效或不耐受的患者可以通过转换到另一种TPO-RA实现应答。因此,建议在患者对一种TPO-RA无应答时可以进行TPO-RA间的转换用药或增加另一种治疗药物,如免疫抑制剂或者皮质类固醇。

TPO-RA的安全性:因药品上市时间的差异,不同的TPO-RA的长期安全性数据是有差异的。罗普司亭和艾曲泊帕由于上市时间较长,所报告的药物相关不良事件也更多。所有获批的TPO-RA具有如下相同的不良反应。

①血栓形成/血栓栓塞并发症:由血小板计数增加引起,

但是目前没有足够的证据确定最大血小板阈值与血栓/血栓栓塞症发生风险之间的关系,且无直接证据确定血栓等不良反应的发生与TPO-RA的使用相关。

②骨髓网状蛋白形成和纤维化:TPO途径促进骨髓中巨核细胞的增殖,骨髓中增大的巨核细胞密度可能会增加骨髓网状蛋白水平,有导致骨髓纤维化的潜在风险。

③停药后血小板再次降低:TPO-RA增高血小板计数的同时可导致内源性TPO水平降低,若突然停药可加重血小板减少的程度,因此TPO-RA减停的过程中,应当监测患者血小板计数的变化。

④有报告TPO-RA有肝毒性和腹泻的副作用。

服药后如出现药物相关不良反应,要及时与医生联系,给予对症治疗并密切监测相应检验及检查指标的变化,随时调整药物剂量或确定是否停药,防止严重不良反应的发生。

TPO-RA的服用方法:口服药物,要求空腹整粒服用,如晨起5:00~6:00或睡前22:00,每天同一时间服用,避免与餐同服,服用本药至少4小时后,才可服用乳制品(如牛奶、酸奶)或矿物质补充剂(含铝、镁、钙、铁、锌)。

(中国医学科学院血液病医院　于潇,匡哲湘,施均)

2.6　再生障碍性贫血患者的日常护理

2.6.1　再生障碍性贫血患者日常如何正确饮食？

　　获取人体所必需的各种营养物质,维持生命与健康;合理饮食,保障患者安全,预防相关并发症,改善机体健康状况,增强机体抗病能力,提高免疫力。

　　再障患者日常应遵守高蛋白质、高维生素、清淡易消化的饮食原则。注意每日适量补充身体所需蛋白质;蔬菜和水果可以多吃;保证食材新鲜和卫生;每天适量饮水,保证机体功能需要。日常饮食的禁忌要记住:忌吃辛辣、刺激、隔夜、生、冷、硬的食物,还要忌吃海鲜类食物,防止因刺激胃肠道而造成出血或其他不适(图2.7)。

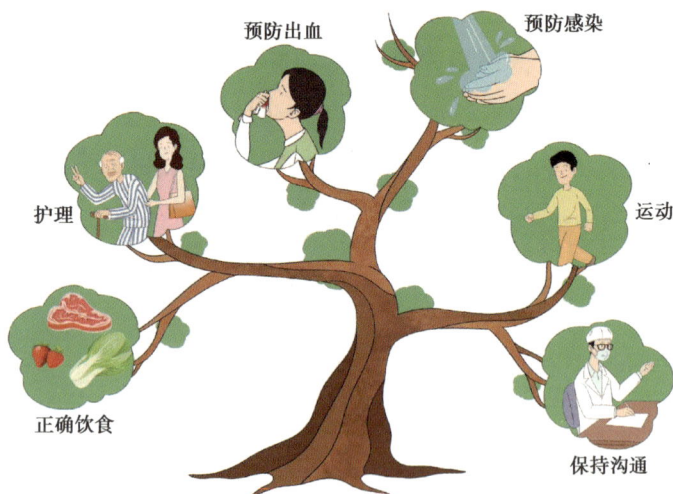

图2.7　再障患者的日常护理

2.6.2　出现贫血症状时再生障碍性贫血患者如何护理?

再障患者的贫血症状表现为皮肤苍白(如面色发白、嘴唇发白、指甲发白),乏力(活动后疲劳),心悸,呼吸短促,头晕,头痛,耳鸣等。患者出现贫血症状时注意以下方面:应在有人陪护下方可离床活动;改变体位时,应遵守"三部曲"——平躺30秒、坐起30秒、站立30秒,之后再行走;头晕时,应在床上休息;如厕时,要有家属陪同,不可反锁卫生间大门;活动环境要保持室内光线充足,地板干净、不潮湿,床、椅子等物品按规定放置,不妨碍通道;使用轮椅、床,在床、轮椅转移前及停止推动时,必须锁好床、轮椅的轮子;睡觉时,将床栏拉起,常用物品(眼镜、水杯等)放在随手可取之处;穿合脚的、防滑的拖鞋,长短合适的裤子,禁止穿酒店的一次性拖鞋;适量吸氧可有效缓解头晕、头痛、心悸等症状,吸氧期间室内禁止使用明火,吸氧过程中可能会出现鼻腔黏膜干燥性出血,可使用生理海盐水滴鼻或红霉素软膏缓解症状。

2.6.3　日常生活中再生障碍性贫血患者如何预防出血?

再障患者的出血症状表现为皮肤出血(如出血点、瘀斑),牙龈出血,口腔黏膜血泡等。当血小板计数$<20×10^9/L$,可能诱发消化道或颅内出血等。当患者血小板降低时,应减少活动,防止跌倒、坠床、意外磕碰,必要时绝对卧床;避免做增加腹压

的动作,要保持大便通畅;禁止掏鼻、挖耳等行为;用软毛牙刷刷牙,预防牙龈出血;适当延长穿刺点按压时间,减少皮肤黏膜出血。

2.6.4　居家过程中再生障碍性贫血患者如何预防感染?

日常要保持皮肤清洁、勤洗手、剪短指甲;衣物穿着以棉织物为佳、每日洗净更换。要保持口腔清洁,用软毛牙刷刷牙,掌握正确的漱口方法;当口腔存在溃疡或是出血时,要寻求医护人员的帮助,避免症状加重。平时要养成坐浴的好习惯,保持大便通畅;若肛周发生感染,需增加坐浴次数,局部遵医嘱用药(如马应龙软膏、复方角菜酸酯乳膏等),感染较重应及时就医,以确定是否可进行外科手术。换季时节注意增减衣物,避免感冒、呼吸道感染、胃肠炎等疾病的发生。

2.6.5　再生障碍性贫血患者是否能运动?

答案是可以的。运动前要评估自身状态,运动时掌握循序渐进原则,运动后注意休息,忌过度劳累。运动项目可选择慢走、八段锦、太极拳等,切记避免剧烈运动,防止外伤,避免意外。女性患者如出现月经期经量明显增多或月经期延长,需及时复查血常规,必要时输血支持或妇科就诊。

2.6.6　再生障碍性贫血患者是否需要定期与医护人员保持沟通？

用药无小事，在药物使用过程中再障患者一定不能随意减停药、替换药。要定期复查血常规、肝肾功能等情况，如实详细记录检查结果、不良反应，并及时反馈给主管医生。再障患者一定要定期与医护人员进行日常沟通，才能早日恢复健康。

（中国医学科学院血液病医院　于潇，匡哲湘，施均）

第三章

纯红细胞再生障碍性贫血

纯红细胞再生障碍性贫血（pure red cell aplasia，PRCA）简称"纯红再障"，是一种罕见的造血系统疾病，它是骨髓中幼红细胞生成受到抑制导致的贫血。患者的白细胞、血小板均为正常，贫血是唯一的症状与体征。日常生活中会出现皮肤苍白、心率增快、活动耐力下降等不适症状。

3.1　认识纯红细胞再生障碍性贫血

门诊时医生常会遇到一些患者，特别是老年人，在平常吃得好睡得好的情况下不明原因突然出现气短或疲劳的症状，同时有头晕、心悸、胸闷（图3.1）。患者查了血常规一看，只有血红蛋白水平很低，其他白细胞、血小板、肝功、肾功都是正常的。接着，又赶紧做个骨髓检查，发现红细胞系造血功能很弱，网织红细胞也很少，其他都是正常的，也没有发现其他异常。根据这种情况，医生会告知患者得了"纯红细胞再生障碍性贫血"。患者及家属一头雾水：这是个什么病呢？好不好治呢？

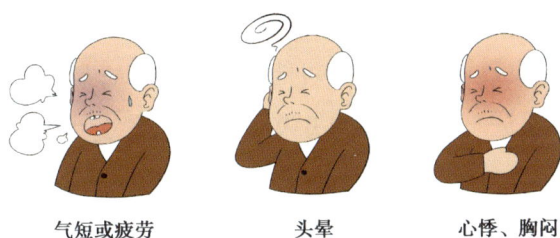

气短或疲劳　　　　头晕　　　　心悸、胸闷

图3.1　纯红细胞再生障碍性贫血的症状

纯红细胞再生障碍性贫血一般发病较缓慢。随着贫血程度的加深,贫血的危害会逐渐增大,患者出现机体各器官、组织不同程度的缺氧;稍一活动会出现呼吸急促、心跳加速等不适,肌肉软弱无力,免疫功能降低等;严重时会出现大脑缺氧,有头昏、头痛、记忆力和专注力下降、嗜睡等临床表现,甚至可能会晕厥。儿童生长发育过程中大脑耗氧量占全身耗氧量的一半,大脑缺氧可影响儿童智力发育。总之,严重贫血会严重影响患者的身心健康,应尽早就诊治疗。

那么PRCA是由什么引起的呢?

PRCA成年患者年龄多为20~67岁,多见于中年人;儿童患者多见于具有本病遗传病史的家族中,兄妹间可能会同时发病,90%的患者起病于1岁以内,出生时就发病的患者占35%。

PRCA是一种良性血液系统疾病,一般可以分为先天性PRCA和获得性PRCA两大类。先天性PRCA(Diamond-Black-fan anemia,DBA)是由遗传所引起的,遗传规律尚不明确,存在家族性。30%~50%患儿可能存在先天发育畸形。而获得性PRCA可分为原发性PRCA和继发性PRCA。原发性PRCA无明确诱因或原发疾病不明。继发性PRCA常继发于不同疾病,发病机制复杂。例如,在日常生活中,使用某些药物如促红细胞生成素、苯妥英钠等可能会诱发 PRCA;当机体感染的时候,特别是人类细小病毒 B19 感染,也可能会出现 PRCA 的症状;部分实体肿瘤的患者也有发生 PRCA 的可能,其中一半是合并胸腺瘤患者;血液肿瘤中如 T 大颗粒淋巴细胞白血病、淋巴瘤、骨髓瘤患者也存在继发 PRCA 的可能。

（中国医学科学院血液病医院　徐静,匡哲湘,施均）

3.2　纯红细胞再生障碍性贫血的治疗

3.2.1　DBA 的治疗方法

目前,糖皮质激素、输血、祛铁是治疗 DBA 的主要方法。50%～70% 患者初次接受糖皮质激素治疗后就能得到很好的治疗效果,治疗时间越早,效果就越好。

如果患者无法接受糖皮质激素治疗或接受治疗后无效,那么输血治疗就是主要的治疗手段。通常血红蛋白水平维持在 80 g/L 以上,能保证生长发育以及日常活动的需要。但患者长期输血可能会造成铁过载,因此需要定期监测血清铁蛋白,及时进行祛铁治疗,常用的祛铁药物有地拉罗司。

当然,对糖皮质激素治疗无效和(或)不耐受的输血依赖型 DBA 患者也可以考虑异基因造血干细胞移植。造血干细胞移植是目前唯一可以治愈 DBA 的方法。

3.2.2　获得性PRCA的治疗方法

获得性PRCA的治疗难度大,复发率高,难以根治。如果患者存在明确的致病诱因或原发疾病,那么首先要积极去除致病诱因,治疗原发病。其中,大部分患者以对症支持治疗与免疫抑制治疗为主。

1.如何选择合适的免疫抑制治疗方案?

治疗方案的选择需要综合考虑患者的身体情况、疾病状态,以及既往的治疗方案等多种因素。常用的药物有环孢素、糖皮质激素、环磷酰胺、甲氨蝶呤等。常见治疗方案有糖皮质激素单用、"环孢素±糖皮质激素"、"环磷酰胺±糖皮质激素"、"甲氨蝶呤±糖皮质激素"等(图3.2)。其中"环孢素±糖皮质激素"为首选治疗方案。

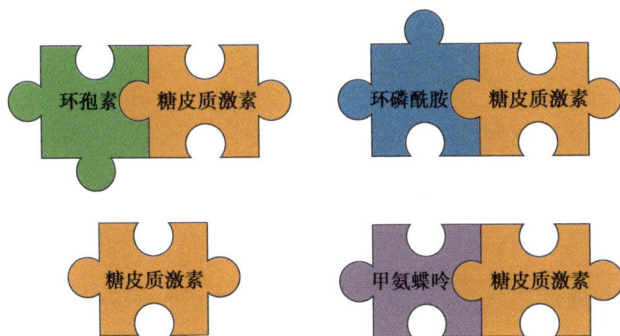

图3.2　免疫抑制治疗方案

2.认识常用治疗药物

①"娇贵"的环孢素。

环孢素是一类免疫抑制药,正常血药浓度(服药前谷浓度)维持在 100～200 ng/mL,只有在正常血药浓度范围内才能有效发挥治疗作用。注意:每天固定同一时间服药,每日两次,严格间隔12小时;禁止食用水果葡萄柚,以免影响环孢素的药物吸收;环孢素可与牛奶或果汁饮料(葡萄柚汁除外)同服。我们推荐每月定期复查一次环孢素的药物谷浓度及峰浓度,医生将根据药物浓度、血常规及不良反应酌情调整环孢素剂量。

环孢素常见的不良反应包括消化道反应、牙龈增生、色素沉着、毛发增多、肝肾功能损害等,其中毛发增多现象停药后会逐渐、自行消退;少数患者可出现高血压、手抖、心慌、头痛等症状。多数患者症状轻微尚可忍受,但当不适症状加重时,请立即联系医生反馈信息,遵医嘱调整药物剂量或更换药物,必要时及时就医治疗。

②经典药物——糖皮质激素。

患者长期使用糖皮质激素,可能出现水肿、高血压、满月脸、水牛背、向心性肥胖等库欣综合征的临床表现(图3.3),也可能出现兴奋、多语、激动、失眠等神经精神症状。另外,少数患者可能出现恶心、腹痛、腹胀、腹泻、便秘或便血等消化道症状。一旦出现上述不适症状,请不要紧张,立即与医护人员沟通,医护人员会及时予以相应处理。同时,长期使用激素,患者免疫功能下降,容易发生或加重感染,因此,患者须做好自我防护。

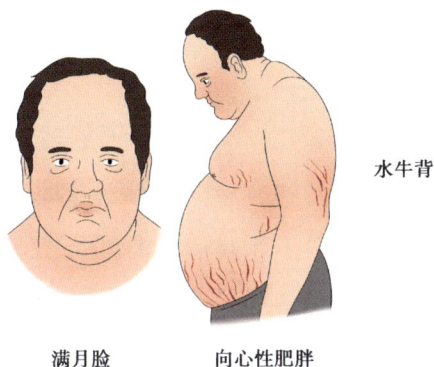

水牛背

满月脸   向心性肥胖

图3.3 库欣综合征的临床表现

③了解环磷酰胺与甲氨蝶呤。

部分患者使用环磷酰胺或甲氨蝶呤后常出现恶心、呕吐、腹泻等胃肠道不适症状,也可能出现一定的肝肾功能损伤。因此,患者需要按时监测肝肾功能,必要时遵医嘱使用保肝护肾药物对症处理。环磷酰胺最严重的并发症是出血性膀胱炎,须遵医嘱使用美司钠预防出血性膀胱炎的发生和降低严重程度。甲氨蝶呤对口腔、胃肠道黏膜损害较大,治疗期间须使用亚叶酸钙进行保护,并定期监测甲氨蝶呤浓度,及时给予处理(表3.2)。

表3.2 甲氨蝶呤血药浓度安全值

用药后24小时	用药后48小时	用药后72小时
甲氨蝶呤浓度≤ 10 μmol/L	甲氨蝶呤浓度≤ 1 μmol/L	甲氨蝶呤浓度≤ 0.1 μmol/L

3. 复发/难治的 PRCA 患者是否还有其他继续治疗的方法？

天无绝人之路，当然有治疗的方法！目前针对复发/难治的 PRCA 患者的常用药物有西罗莫司、硼替佐米、阿仑单抗（CD52 单克隆抗体）、抗人胸腺细胞免疫球蛋白（ATG）等，都有较好的治疗效果。前已述及，对糖皮质激素治疗无效和（或）不耐受的输血依赖型先天性纯红再障患者也可以考虑通过异基因造血干细胞移植来达到治愈的目的。

4. 感染继发的 PRCA 患者应该如何治疗？

对于人类细小病毒 B19 等病毒感染后所继发的 PRCA 患者，可以使用人免疫球蛋白进行治疗，有效率高达 100%。值得注意的是，丙种球蛋白治疗后的 PRCA 有一定的复发可能性。

5. 支持治疗获得性 PRCA 患者的方法有哪些？

输血支持治疗是获得性 PRCA 患者治疗期间的重要手段，当患者血红蛋白水平<60 g/L 或出现明显的乏力、头痛头晕等情况时，应及时输注红细胞以改善不适症状。遵医嘱使用促造血药物，如促红细胞生成素、司坦唑醇、达那唑胶囊等，可以作为治疗获得性 PRCA 患者的辅助用药，增强治疗效果。同时，当患者长期应用激素或免疫抑制剂时容易发生或加重感染，患者应做好个人及环境防护，如出现发热等症状及时就医处理。

（中国医学科学院血液病医院 徐静，匡哲湘，施均）

3.3　纯红细胞再生障碍性贫血患者的护理

　　纯红细胞再生障碍性贫血作为一种良性血液病,该病的患者不仅要进行药物治疗,还要做好日常防护,主要集中在饮食、卫生、活动、药物、心理五大方面,同时对症给予针对性的护理措施。

3.3.1　PRCA患者饮食注意事项

　　"养生之道,莫先于食。"平时的饮食一定要注意多样化、荤素搭配、富有营养,适当进食一些肉类、鸡蛋、牛奶等含蛋白质丰富的食物;注意饮食卫生,保证食材新鲜和卫生,一定不能吃隔夜、隔顿的食物;避免进食辛辣、刺激性、过冷、过硬的食物,尤其注意禁食海鲜,防止发生过敏(图3.4)。

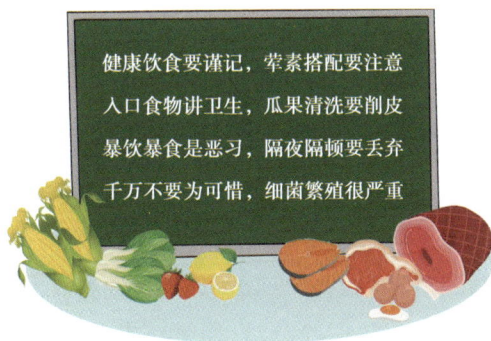

图3.4　PRCA患者饮食原则

3.3.2 PRCA患者个人环境卫生方面的注意事项

我们应该保持居住环境干净清洁,空气流通,每天上、下午固定开窗通风30分钟;避免环境脏、乱、差,减少被感染的可能性。

保证个人卫生,做到勤洗手、勤漱口、勤坐浴、勤换洗;换季或天气突变情况下,注意增减衣物,避免感冒;去人流量密集的地方注意佩戴口罩,预防感染。患者一定要重视,一旦出现感冒发烧或其他感染的情况,一定要及时处理,必要时就医,否则很有可能会影响治疗效果。

在这里推荐一些患者居家常见问题的处理小妙招:

如果皮肤出现破溃、痤疮、甲沟炎等情况,可以使用碘伏对皮肤进行消毒;如果有痔疮或肛周疼痛感,每天可将碘伏加入晾凉的白开水中进行清洗或坐浴,必要时可以涂抹马应龙软膏、京万红软膏、复方角菜酸酯乳膏等药物;注意平时要保持大便通畅,大便过硬或排便不畅都可能会损伤肛周或周围皮肤黏膜,一旦出现破损,将会大大增加感染的概率,必要时可以辅助使用一些通便药物,如开塞露、芦荟软胶囊等。

"方法不对,功夫白费。"正确漱口才能有效保持口腔清洁。首先使用可饮用的清水或生理盐水漱口,尽可能去除口腔内的食物残渣;然后将5~10 mL的漱口水放入口腔,闭紧嘴唇,鼓动两腮,含漱1~2分钟,使漱口水在口腔内的牙齿之间、牙缝之间冲刷、清洁,去除口腔内的食物残渣与软垢,同时让漱口水尽可能与口腔黏膜表面有更多接触,吐出漱口水后不再用清水漱口;在条件允许的情况下使用软毛牙刷刷牙,注意不可使用漱口代替刷牙。

3.3.3 PRCA患者如何运动减少风险?

定期监测血常规,及时输血改善贫血症状。运动前患者需评估自身的状态,制订活动计划:重度以上贫血(血红蛋白水平<60 g/L),患者需绝对卧床休息。轻、中度贫血(血红蛋白水平在60~90 g/L为中度贫血,血红蛋白水平在90 g/L以上却小于正常值为轻度贫血),患者注意休息与活动交替进行,做到劳逸结合;活动强度应该循序渐进,避免剧烈运动;患者若出现不适,如心悸气短、头痛头晕、乏力等情况,首先要保证安全,应卧床休息,避免跌倒磕碰。

3.3.4 PRCA患者用药的注意事项

用药原则:遵嘱按时、定量服药,不可随意减药、停药(图3.5)。

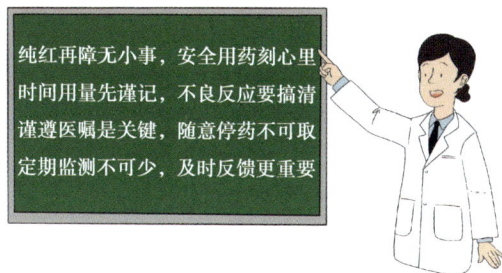

纯红再障无小事,安全用药刻心里
时间用量先谨记,不良反应要搞清
谨遵医嘱是关键,随意停药不可取
定期监测不可少,及时反馈更重要

图3.5 PRCA患者用药原则

由于该疾病的用药周期较长,治疗比较困难,即使积极地用药治疗,见效也可能比较慢,因此一定要坚持服药治疗,定期监测血常规并将结果与用药不良反应反馈给医生,遵医嘱灵活调整用药方案,不可私自停药、减药。同时,部分药物(如环孢素、糖皮质激素等)长期服用有可能会导致肝肾功能的损害,因此,患者还需要定期地监测肝肾功能。

在这里给大家介绍一些预防或减轻药物不良反应的小措施:

1.如何预防/减轻环孢素的不良反应呢?

服药时可用米饭或面包片包裹药物,防止药物直接接触口腔黏膜,可预防或减轻牙龈增生;为减轻胃肠道反应,可选择饭后服用药物,进食清淡易消化食物;尽早向医生反馈异常检查、化验结果,如肝肾功能化验出现异常,及时遵医嘱使用相应的保肝护肾药物,防止肝肾功能损伤进一步发展。

2.糖皮质激素:警惕"停药反应与反跳现象"

当长期或大剂量使用糖皮质激素时,减药过快或突然停药可能会致使PRCA本病复发或加重,甚至可出现肾上腺皮质功能减退样症状。轻者表现为精神萎靡、乏力、食欲减退、关节和肌肉疼痛,重者可出现发热、恶心、呕吐、低血压等,危重者甚至需抢救。因此,糖皮质激素的用量应严格按照医嘱的剂量服用,不可自行改量或停药。

3.3.5 使用免疫抑制剂后的患者如何正确护理?

使用环磷酰胺的患者需警惕出血性膀胱炎,患者应适量多饮水,观察小便的颜色及尿量,如出现尿色异常或少尿等情况,及时告知医护人员,必要时查尿常规。使用甲氨蝶呤的患者应使用亚叶酸钙漱口水加强漱口,可以少量吞咽亚叶酸钙液体保护胃肠道黏膜。

经免疫抑制剂治疗后,患者容易发生或加重感染。因此,用药后半年内需做好个人及环境方面的卫生防护,预防感染发生。同时,定期监测肝功能,一旦出现异常,及时反馈给医生,遵嘱进行保肝处理。

3.3.6 心宽一寸,受益三分

患者保持良好且平稳的心理状态,避免过于激烈的情绪波动。疾病或药物不良反应造成的疼痛与不适感是导致病人出现负面心理的主要原因。PRCA的治疗周期较长,部分人群见效也可能较为缓慢,也会导致患者的负面情绪过重。患者可以听听音乐,做一些自己感兴趣的事情,分散注意力;小范围改变自身周围的环境,如采用暖色调床单被褥,通过视觉传递来放松心情。患者要学会倾诉沟通,向家人诉说目前的烦恼与痛苦,共同讨论并列举患者目前的护理需求,按照轻重缓急,有针对性地解决或给予满足。

3.3.7　健康监督、你我同在

随访是指医务人员在患者出院后以电话、微信等方式与患者进行沟通交流，定期了解患者的病情变化并指导患者用药护理的一种交流形式。很多患者和家属的观念就是：有病上医院，没病就回家，再有病再上医院……其实出院患者回到家里，如何用药、出现病情变化如何处理等，是非常需要医护人员的指导和关注的。因此，对出院患者而言，随访可以提升患者对自身疾病的掌控力，增加与医生的沟通黏性，有效督促自己出院预后的管理，从而提高自己的康复能力，加速疾病的康复，健康地融入社会工作、生活。

因此，我们强烈建议患者记录并反馈自己出院后的治疗恢复过程。根据出院时医生的建议，定期复查血常规与肝肾功能等，并做好记录，每1～2个月通过医务人员的线上随访，将自身的化验结果、用药情况、不良反应等信息反馈给医务人员。之后，医生根据患者的信息判断患者目前的情况，灵活调整接下来的用药方案，评估患者目前生活中存在的不良隐患及护理问题，提醒接下来的复诊、复查时间，确定进一步诊疗方向。

纯红细胞再生障碍性贫血的治疗过程漫长且复杂，我们要做到"坚持、耐心与信心"。只要信心存，病魔跑得快！虽然疾病很难缠，但是我们的意志，一定比它更强大，相信我们一定能跨越病魔的阻碍，治愈的希望就在前方！

（中国医学科学院血液病医院　徐静，匡哲湘，施均）

第四章
缺铁性贫血

传说有一种叫食铁兽的动物，其实就是我们大家都十分喜爱的大熊猫。关于大熊猫被称为食铁兽的由来，有一种说法是大熊猫常到民居觅食，舔食炊具，甚至用强有力的牙齿咬坏炊具，因而得名。我们也常常听人说某某有异食癖，特别是小孩子比较多见，他们会吃一些不该吃的东西，比如毛发、指甲、石头、泥土等，这其实是缺铁性贫血的一个典型的临床表现（图4.1）。也就是说人也是需要铁的，缺铁了也会生病，这就是我们常常说的缺铁性贫血。本章我们就来跟大家说说缺铁性贫血。

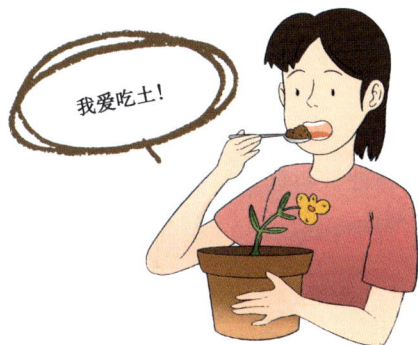

图4.1　缺铁性贫血的典型临床表现——异食癖

4.1 认识缺铁性贫血

　　缺铁性贫血(iron deficiency anemia, IDA)是全球范围内最常见的营养缺乏症,发病率高,不同年龄、不同疾病状态均可能发生缺铁性贫血。因此,缺铁性贫血是世界上最常见的慢性贫血之一,是一种小细胞低色素性贫血,常见于生长发育期儿童、育龄期及妊娠期妇女。

　　铁缺乏,对中国人来说其实是一个既熟悉又陌生的问题。说熟悉,是因为经过统计,目前中国人患缺铁性贫血的人群达到20%。也就是说,每5个中国人就有一个人患有缺铁性贫血。说陌生,是因为人体缺铁的过程有三个阶段。我们根据患者病情的发展,将这三个阶段分为铁减少期、缺铁性红细胞生成期以及缺铁性贫血期。其中,缺铁性贫血期是缺铁最严重的阶段,但其实有更多的人处于缺铁的前两个阶段而不自知,对于他们来说,缺铁仿佛离自己很遥远。

　　铁减少期是指患者体内储存铁减少,但是转铁蛋白饱和度及血红蛋白正常。缺铁性红细胞生成期是指患者体内红细胞摄入铁降低,血红蛋白正常。缺铁性贫血期是指红细胞内血红蛋白明显减少,血常规结果显示血红蛋白水平明显降低,出现明显的缺铁性贫血的临床表现。

　　缺铁性贫血是因缺铁引发的贫血,又称为营养性缺铁性贫血,多是铁摄入不足、铁吸收障碍、铁丢失过多等导致,患者通常会出现头昏、乏力、思维反应减慢等症状。临床上缺铁性贫血并没有分期,但每个患者的贫血的严重程度是不一样的。

体内的铁是多种酶如细胞色素氧化酶、过氧化物酶和过氧化氢酶等的辅基,在呼吸电子传递中有重要作用。因此,缺铁性贫血的临床表现是复杂的,其影响也是多方面的。

(陆军军医大学第二附属医院　赵璐,刘雨青)

4.2　缺铁性贫血的常见病因及其预防措施

铁是生命体的重要元素,是合成血红蛋白的必需品,它存在于人体所有的细胞中。正常成年男性体内含铁量为 50 mg/kg,女性为 35 mg/kg。正常情况下,人体每天仅排出少量铁,正常成年男性每日排铁量约 0.5 ~ 1 mg,育龄期妇女每天平均排铁 1 ~ 1.5 mg,哺乳期妇女每天可排铁 1 mg。因此,成人每天仅需从食物中摄取 1 ~ 2 mg 铁,就足以维持身体所需。铁在人体内的功能主要是用于合成血红蛋白,正常成人每天需要 20 ~ 25 mg 铁用于合成血红蛋白。如果体内铁长期缺乏,则可导致缺铁性贫血。

缺铁性贫血主要发生在生长发育期儿童、育龄期和妊娠期妇女中。某些疾病也可导致人体内铁的丢失增多,从而引起缺铁性贫血。

有哪些原因可能会引起缺铁性贫血呢? 大致可分为以下 3 种原因:

①饮食原因。即铁摄入不足,主要见于挑食、偏食的儿童、青少年等。生长发育期的儿童及妊娠期、哺乳期妇女,由

于体内对铁的需要量增加,如未及时添加辅食或补充铁剂,则易发生缺铁性贫血。

②吸收障碍。铁吸收的部位主要是十二指肠及空肠上段黏膜。如因疾病或胃肠手术等原因使该部位黏膜损伤或吸收部位缺失,均可导致铁吸收不良,从而使体内缺铁。

③慢性失血。月经量过多为育龄期妇女铁缺乏最常见的原因之一。此外,呼吸道慢性失血(如支气管扩张患者的慢性咯血)、胃肠道的慢性失血(如胃肠溃疡及肿瘤等)、经常献血均可能导致缺铁性贫血。还有肠道寄生虫病,如钩虫感染导致的慢性胃出血也是临床缺铁性贫血的常见病因。

(陆军军医大学第二附属医院　赵璐,刘雨青)

4.3　缺铁性贫血的临床表现

如果发生了缺铁性贫血,患者会有哪些表现呢？具体来说,主要有以下几方面(图4.2):

①最明显的临床表现是面色苍白,就是我们常说的血色不好、没有精神,还伴有甲床和结膜苍白、乏力、疲劳、心悸等症状。

②可出现烦躁、头痛、口角炎、口腔炎。

③儿童患者还可出现注意力不集中,反应比较迟钝,自理、行为及生长发育迟缓,或者多动等。

④可出现感觉异常和口舌烧灼感。

⑤可伴有异食癖,就是患者会吃一些没有食用性质的物

质,如纸张、沙子、头发、石头、煤渣、黏土、肥皂等,多见于婴幼儿,还伴有对正常食物的排斥,或者挑食、偏食的现象。

⑥严重的慢性缺铁性贫血患者可能出现呼吸困难、反甲、视网膜出血和渗出、脾大等症状。

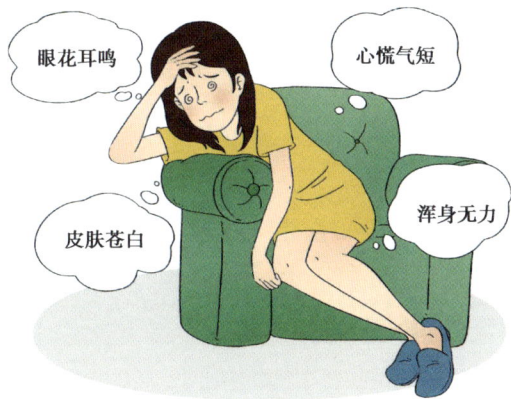

图4.2 缺铁性贫血的临床表现

此外,缺铁性贫血严重时可能会导致儿童发育迟缓、供氧不足、神经系统损伤、心肺功能衰竭、肾功能受损等,因此,患有缺铁性贫血时,一定要及时就医,并遵医嘱进行治疗。

（陆军军医大学第二附属医院 赵璐,刘雨青）

4.4 缺铁性贫血的诊断

缺铁性贫血患者查血常规,会发现血红蛋白水平低于正常值,同时显示MCV（平均红细胞体积）<80 fL,MCH（平均血

红蛋白量)<26 pg,MCHC(平均红细胞血红蛋白浓度)<32%,即所谓的小细胞低色素性贫血。血液涂片检查可见红细胞形态大小不一,体积小者多见,中心淡染区扩大(图4.3)。一般白细胞和血小板都是正常的,而查血清铁指标可发现血清铁<8.95 μmol/L,总铁结合力可升高,血清铁蛋白降低<14 μg/L。

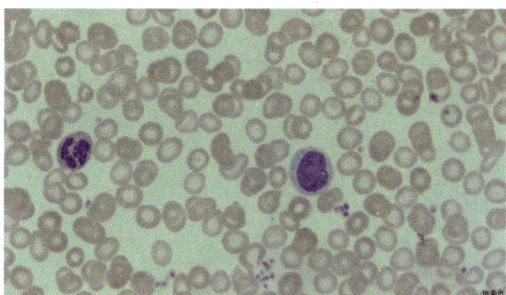

图4.3 缺铁性贫血患者红细胞形态的变化

一般也会做骨髓检查,会发现骨髓增生明显活跃,有核红细胞比例增高,胞浆染色偏蓝,幼红细胞核固缩,即"核老浆幼"的形态(图4.4)。粒系和巨核系统无明显异常。骨髓铁染色可发现幼红细胞内外铁降低(图4.5)。

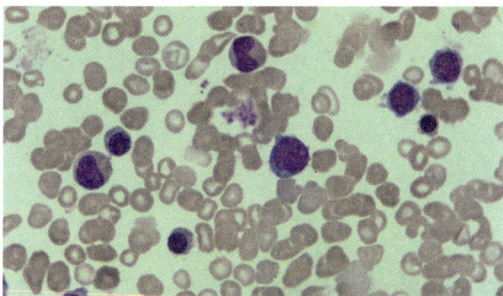

图4.4 缺铁性贫血患者骨髓形态

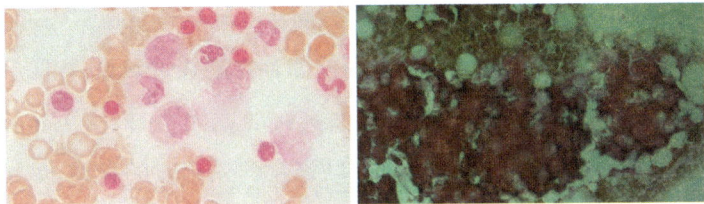

图 4.5　缺铁性贫血患者骨髓铁染色

（陆军军医大学第二附属医院　赵璐，刘雨青）

4.5　缺铁性贫血的预防和治疗

我们在了解了缺铁性贫血的病因、临床表现，以及缺铁对人体的危害之后，就可从日常生活着手来进行预防。例如，从儿童喂养、孕产妇保健和饮食调整等方面进行一些预防；注意饮食规律，少食辛辣刺激性食物等以保护正常的胃肠功能；预防和及时诊疗消化道疾病等，积极预防缺铁性贫血的发生。具体的预防措施主要有以下几个方面：

①儿童生长发育期。我们在喂养儿童的过程中需要注意饮食的营养均衡，纠正孩子挑食、偏食等不良习惯；培养孩子良好的生活学习习惯，早睡早起，增加户外运动，减少接触电子产品的时间。对于婴幼儿，需合理添加辅食，一般来说，在孩子 4～6 个月时可以添加辅食。若想预防缺铁性贫血，需要正确选择辅食种类，尽量添加一些富含铁元素的辅食，如鸡蛋黄、煮烂的蔬菜叶以及肉泥等。儿童则需多吃富含铁质的食物，如动物肝脏、鸡蛋、豆浆等。这些食物含有大量铁质，经常

食用可以有效为身体补铁,从而预防小儿缺铁性贫血。

②妊娠期妇女。首先,妊娠前如存在缺铁性贫血,则需补足缺失铁及储备铁,寻找缺铁性贫血的原因,积极纠正。其次,妊娠期应加强营养摄入,鼓励进食含铁丰富的食物,如猪肝、鸡血、豆类等,此外还要补充适量的维生素C。再次,妊娠4个月常规补充铁剂,每日口服硫酸亚铁0.3 g。最后,在产检时,每位孕妇应该检查血常规,尤其妊娠后期,应重复检查,做到早期诊断,及时治疗。

③预防和治疗胃肠疾病,50岁以上人群应特别注意肿瘤筛查。若50岁以上人群发生缺铁性贫血,在积极寻找缺铁性贫血的原因时,应首要关注胃肠道疾病慢性失血的问题,还应完善大便隐血、痔疮出血排查、肿瘤标志物检测及胃肠镜检查,以及相关妇科检查(女性)和肿瘤标志物检查等。

④除了上述缺铁性贫血的多发人群,月经期女性患者需要特别注意月经量过多的问题。特别是青春期女性的月经不规律和围绝经期妇女的月经紊乱,均可能导致月经量过多从而引起缺铁性贫血,因此,应及时就诊妇科进行适当的诊疗处理,同时进行补铁治疗。

⑤注意饮食均衡及补充铁含量高的食物(图4.6),铁含量高的食物举例如下。

动物肝脏:猪肝、牛肝、鸡肝、羊肝等。

动物血制品:鸭血、猪血、鸡血等。

各类瘦肉:猪肉、羊肉、牛肉等。

蔬菜类:菠菜、木耳、芹菜、香菇等。

水果:龙眼、橙子、红枣、草莓、香蕉等。

海产品:贝壳、蛤蜊、牡蛎、贻贝等。

其他:黄豆及豆制品、蛋黄、铁强化食物(如铁含量高的米粉和奶粉等)。

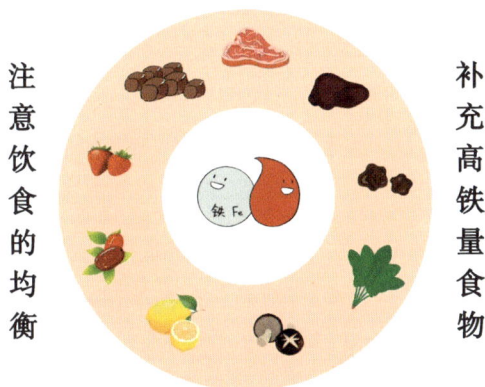

图4.6 铁含量高的食物推荐

⑥如果已经发生了缺铁性贫血,那么我们需要如何治疗呢?

首先要明确病因,即为什么会出现缺铁性贫血。如果有其他系统疾病导致慢性失血、铁吸收障碍,那么需要积极处理原发病,祛除病因。如果是因为膳食铁不足,则需改善膳食结构,建议成年男性每天摄入铁5~10 mg,女性每天摄入铁7~20 mg。

铁剂治疗:一般首选口服铁剂治疗,服用方便且疗效肯定。在针对缺铁性贫血的治疗中,最安全、便宜的铁剂为亚铁盐(如硫酸亚铁、葡萄糖酸亚铁等),该类药物随餐或与抗酸药、抑酸药同服可降低药效,故一般在饭前1小时左右口服。成人每天服用150～200 mg元素铁,分3～4次口服。一般3～4周血红蛋白水平可明显上升,1～3月血红蛋白可恢复正常。但需特别注意的是,当血红蛋白恢复正常后,仍需要口服铁剂3～6个月,以补充储存铁。

肌注和静脉补充铁剂的方法及注意事项如下。

常见的肌注和静脉补充铁剂有:低分子右旋糖酐铁、葡萄糖酸亚铁、蔗糖铁、纳米氧化铁、羧基麦芽糖铁、异麦芽糖酐铁等。

肌注和静脉补充铁剂适应证:主要是患者不能耐受口服铁剂的胃肠道不良反应。例如,老年人和妊娠中、晚期孕妇(已有妊娠相关胃肠道症状),以及现有胃肠道疾病可能会加重口服铁剂不良反应的患者;持续性失血,且超出了口服铁剂满足补铁需求的情况,如严重子宫出血、黏膜毛细血管扩张;某些消化道术后,解剖或生理情况影响口服铁剂的吸收;合并炎症而干扰铁代谢稳态;预期失血量大于500 mL的手术,或6周内需行手术的铁缺乏患者。

静脉补充铁剂禁忌证:鉴于铁能促进微生物生长,败血症患者应避免使用;低磷血症患者、妊娠早期孕妇、铁剂过敏者,禁止使用。静脉补铁的总需要量按以下公式计算:所需补铁量（mg）=［目标Hb浓度(g/L) - 实际Hb浓度(g/L)］×体重(kg)+ 1 000(男性)/ 600(女性)。

（陆军军医大学第二附属医院　赵璐,刘雨青）

第五章

巨幼细胞贫血

血液科门诊来了一位老年患者,之前因头昏、乏力在附近诊所查血常规被告知全血细胞减少。她的儿女听到后,被吓得够呛,连忙带老太太到这大医院来瞧病。血液科门诊医生询问病情后,查看老太太的舌头,发现其舌质为红绛色,舌苔薄薄的,舌头表面光滑得像镜子(图5.1)。这引起了医生的注意,详细问询老太太的饮食。老太太一直吃素,不沾油荤,平常多为稀饭就咸菜,很少吃肉食。医生为她完善血常规和骨髓检查,以及血清生化指标后,发现这个老太太原来得了一种挑食"挑"出来的贫血——巨幼细胞贫血。此外,巨幼细胞贫

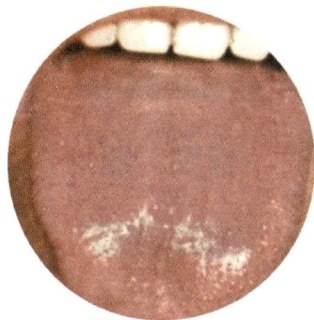

图5.1　镜面舌

血患者的舌头还有另一种情况，就是出现舌炎、舌体的疼痛，全舌呈鲜牛肉样，这种情况叫作牛肉舌（图5.2）。

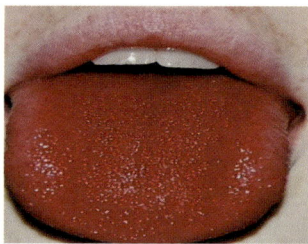

图5.2　牛肉舌

5.1　认识巨幼细胞贫血

巨幼细胞贫血（megaloblastic anemia，MA）是叶酸或维生素 B_{12} 缺乏，或服用某些影响核苷酸代谢的药物，导致细胞核脱氧核糖核酸（DNA）合成障碍，进而影响血细胞增殖和分裂所引起的一种贫血。本病的特点是出现贫血的同时，出现红细胞明显变大，呈大红细胞性贫血，同时伴有白细胞和血小板的轻到中度降低；骨髓细胞学也呈现细胞体积增大的典型的"巨幼变"：细胞分裂减慢，细胞核发育障碍呈现幼稚化，与细胞浆的发育不同步，即细胞的生长和分裂不平衡的"核幼浆老"现象（图5.3）。细胞体积增大呈现形态与功能均不正常的巨幼改变。这种改变可涉及红细胞、粒细胞及巨核细胞，且细胞未发育到成熟就在骨髓内破坏，被称为无效血细胞生成。此类贫血的幼红细胞DNA合成障碍影响骨髓细胞的生长和分裂,故又有学者称为"幼红细胞增殖异常性贫血"。这类患者常有头晕、心悸、食欲缺乏、恶心、共济失调等症状,经治疗后通常预后良好。

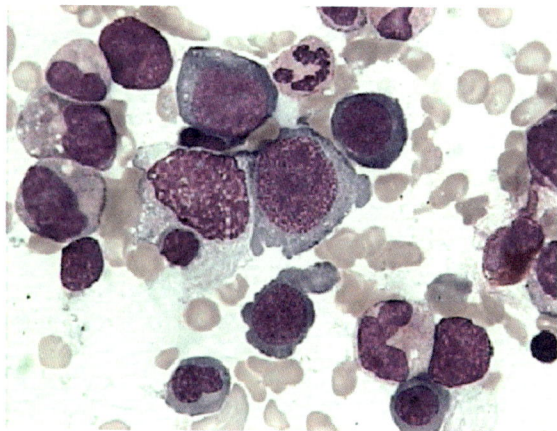

图5.3　巨幼细胞贫血典型的"核幼浆老"现象

（陆军军医大学第二附属医院　刘焕凤）

5.2　巨幼细胞贫血的病因

前已述及,叶酸和维生素B_{12}是造血过程中参与核DNA合成的物质,如果缺乏,则会导致核DNA合成和RNA合成的紊乱,引起巨幼细胞贫血。人体所需叶酸和维生素B_{12}的主要来源是我们日常摄入的富含这些营养素的食物。维生素B_{12}在动物的肝、肾及瘦肉当中可能会比较多一些。如果长期素食,我们的身体就可能会因维生素 B_{12} 的摄入不足而缺乏维生素 B_{12}，从而有可能会得巨幼细胞贫血（图5.4）。而叶酸往往存在于新鲜的蔬菜当中。如果长期喜欢吃肉，很少吃蔬菜，那我们的身体也可能会缺乏叶酸，从而有可能会得巨幼细胞贫血。因此，偏食、挑食都有可能会导致巨幼细胞贫血。尤其是对生长发育比较快的青少年，一定要纠正其偏食、挑食的习惯。

巨幼细胞贫血

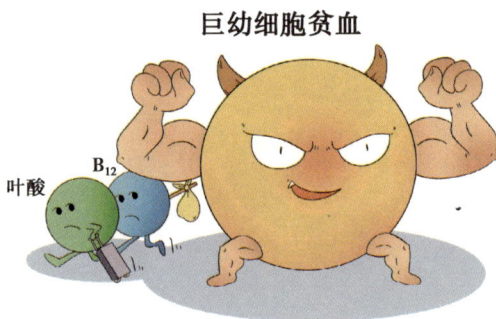

图5.4 巨幼细胞贫血的病因

本章开头提到的那位患者，长期以来一直吃素，饮食多为稀饭和咸菜，很少有肉类，也缺少蔬菜和水果。患者的各项检测结果显示叶酸和维生素 B_{12} 都是很缺乏的，因此，医生确诊她患上了巨幼细胞贫血。需要强调的是，单一的叶酸或维生素 B_{12} 缺乏也可能会引起巨幼细胞贫血，这在临床表现上是不易鉴别的，因此，临床治疗会同时补充叶酸和甲钴胺。

（陆军军医大学第二附属医院　刘焕凤）

5.3　巨幼细胞贫血的预防和治疗

　　了解了巨幼细胞贫血的病因,就不难找到防治巨幼细胞贫血的方法。我们在日常生活中应合理均衡饮食,不挑食、不偏食,这样就可以预防巨幼细胞贫血,真正做到"食到病除"。

　　1.富含叶酸的食物

　　①绿色蔬菜,如青菜、菠菜、西红柿、花椰菜、白菜、扁豆等。

　　②新鲜水果,如橘子、葡萄、草莓、香蕉、柠檬、猕猴桃、杨梅等。

　　③动物食品,如动物肝脏、动物肾脏、牛肉、羊肉、禽肉、蛋类等。

　　④豆类及坚果类,如黄豆及豆制品、核桃、腰果、杏仁、松子等。

　　⑤谷物类,如大麦、糙米、小麦胚芽等。

　　2.富含维生素B_{12}的食物

　　①主要是动物食品,如动物肝脏、动物肾脏、牛肉、猪肉、禽肉、鱼肉、贝类、蛋类、牛奶、乳酪等。

　　②植物中基本不含维生素B_{12}。

　　　　　　　　（陆军军医大学第二附属医院　刘焕凤）

第六章
溶血性贫血

6.1　认识溶血性贫血

6.1.1　什么是溶血性贫血？

　　溶血性贫血是一类良性血液病，它包含很多种类，不同种类的溶血性贫血，其最后的治疗效果也不一样。多数情况下溶血性贫血经过医生治疗后可以控制，但是少数快速发生的溶血性贫血可能会很严重，甚至危及患者生命。

　　什么是溶血性贫血？其实，和我们人类一样，人体内红细胞也是有一定寿命的。正常情况下成熟红细胞的平均寿命为120天，超过120天红细胞就会因为衰老出现功能减退、外形变化，这时候人体的脾脏等器官和组织就会捉住这些老年红细胞，把它们处理掉。自然消亡的红细胞数和新生的红细胞数平衡，红细胞总量保持恒定。如果红细胞在"年轻"的时候就过早、过多地被破坏了，这种现象就叫作溶血。出现溶血不一定会导致贫血，这是因为人体骨髓的红细胞有比较强大的代偿能力。只有当红细胞破坏的速度和数量超过红细胞本身的代偿能力的时候,才会出现溶血性贫血。

6.1.2　溶血性贫血的症状

了解了什么是溶血性贫血之后,我们还需要知道溶血性贫血会出现哪些症状。如果是急性发作的溶血性贫血,患者主要表现为严重的腰背部及四肢酸痛、头痛、呕吐、寒战、发热、面色苍白、血红蛋白尿及黄疸,严重的患者还可能出现急性肾功能衰竭和心功能衰竭。如果是慢性溶血性贫血,患者则主要表现为贫血、黄疸、脾脏增大(图6.1),长期高胆红素血症还可能并发胆石症以及肝功能损害。

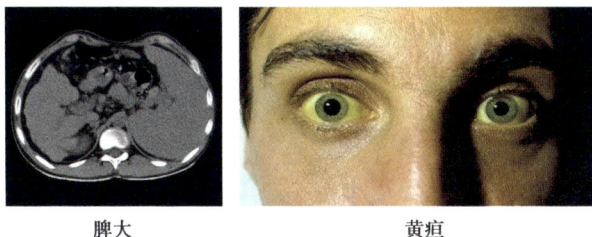

脾大　　　　　　　　　黄疸

图6.1　慢性溶血性贫血的临床表现

6.1.3　溶血性贫血的病因

确定溶血性贫血后,须结合临床有目的地选择项目以进一步查明病因。

溶血性贫血的根本原因是红细胞寿命缩短。造成红细胞破坏加速的原因可概括为两种:红细胞本身的内在缺陷和红细胞外部因素异常。前者多为遗传性溶血,后者为其他因素引起的获得性溶血。

1.红细胞本身的内在缺陷

红细胞本身的内在缺陷主要包括红细胞膜缺陷(如遗传性红细胞膜结构与功能缺陷、获得性红细胞膜锚链膜蛋白异常)、红细胞酶缺陷(如遗传性红细胞内酶缺乏)、珠蛋白异常(如遗传性血红蛋白病)等。

2.红细胞外部因素异常

红细胞外部因素异常主要有以下几方面:

①抗体作用:自身免疫性溶血性贫血(AIHA)、新生儿溶血病、血型不合的输血、药物性溶血性贫血等。

②机械性损伤:微血管性溶血性贫血、弥散性血管内凝血(DIC)、血栓性血小板减少性紫癜(TTP)、人工瓣膜和其他心脏异常。

③生化、物理、化学因素损伤:疟疾、梭状芽孢杆菌感染及高温、蛇毒。

④扣押破坏:脾大。

⑤低磷血症。

⑥肝病的畸形红细胞贫血。

⑦新生儿维生素E缺乏症。

要确定溶血性疾病的病因可从病史、体检、血涂片、胆红素异常、Coombs试验等寻找线索。临床上成人溶血患者以自身免疫性溶血最为常见;而儿童溶血患者则需要首先考虑异常因素对溶血性疾病的影响,该诊断具有一定的区域性,如广西、广东、川渝地区考虑地中海贫血导致的溶血较多。

6.1.4 溶血性贫血的治疗方法

下面我们来了解一下溶血性贫血的治疗方法。

首先,医生需要找到溶血性贫血的病因,然后祛除病因和诱因。例如,蚕豆病导致的溶血性贫血,应避免食用蚕豆和具有氧化性质的药物,如磺胺类、呋喃类、解热镇静类药物。药物引起的溶血性贫血,应立即停止使用该药物;感染引起的溶血性贫血,应积极给予抗感染治疗;继发于肿瘤的溶血性贫血,应积极治疗肿瘤。

其次,我们需要了解一些治疗溶血性贫血的常用药物及方法。对于治疗成人最常见的自身免疫性溶血性贫血来说,最常见的药物是糖皮质激素,代表药物为泼尼松、地塞米松、甲泼尼龙等,激素的使用一定要遵从医嘱服药、减药及停药,不能自行进行药物剂量调整,否则会影响疗效,甚至出现严重的不良反应。此外,使用激素之前,我们还需要了解激素引起的一些不良反应,包括高血糖、高血压、低钾血症、骨质疏松(严重者会出现股骨头坏死)、肥胖等。大部分不良反应会随着激素减量、停药后逐渐减轻,最后消失。

最后,有部分类型的溶血性贫血可以行脾切除术进行治疗,还可以采用免疫抑制剂、输血、补充维生素等治疗方法。对于溶血的并发症处理,溶血危象时可能会出现休克,要注意保持水电解质平衡,防止肾衰、心衰等,做到早期预防、早期发现和处理。

(陆军军医大学第二附属医院　朱丽丹)

6.2　遗传性球形红细胞增多症

6.2.1　什么是遗传性球形红细胞增多症?

　　大家都知道,正常人的红细胞是边缘凸中央凹的圆饼状。红细胞的形状是边缘较厚,而中间较薄,就好像甜甜圈一样,只是当中没有洞而已。这种形状的红细胞可以最大限度地从周围摄取氧气,同时它还具有更好的柔韧性和变形能力,使得它可以通过毛细血管而不会被破坏,并释放氧分子。

　　在某些疾病中红细胞形状会出现异常,如比较常见的遗传性球形红细胞增多症。顾名思义,这种病是与遗传相关的,而且患者的红细胞变成了球的形状(图6.2)。

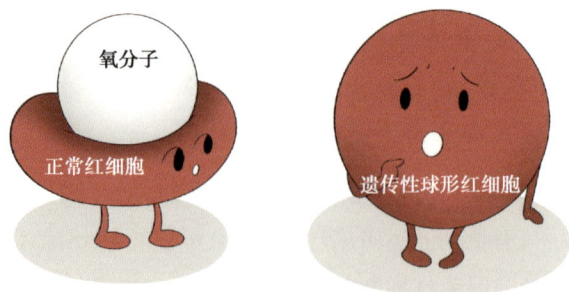

图6.2　遗传性球形红细胞增多症

　　遗传性球形红细胞增多症是先天性溶血性疾病,是红细胞膜有先天缺陷引起的一种溶血性贫血,主要表现为贫血、黄疸、脾肿大。这种疾病诊断的主要依据是血液中球形红细胞增多,以及球形红细胞体积变大、红细胞膜的张力变大及变形能力下降。通过组织毛细血管时红细胞发生破坏,导致临床的贫血和皮肤巩膜黄染的表现,即我们医学上的"黄疸";当血液进入脾脏时,红细胞也不能很好地通过很细小的血管,结果滞留在脾脏,并被破坏,还会因此引起明显的脾肿大表现。发病年龄和病情轻重差异很大,多在幼儿和儿童期发病。如果在新生儿或1岁以内的婴儿期发病,则一般病情较重。遗传性球形红细胞增多症患者在世界各地均有发现,这种疾病的发病率为(20~30)/10万人。

6.2.2　来自骨子里的改变——红细胞膜的化学成分改变

　　红细胞膜的化学成分改变是细胞形态和代谢功能改变的基础,但膜缺陷的分子化学至今尚未阐明。研究表明,遗传性球形红细胞增多,总的脂质是减少的,但是胆固醇、总磷脂及各磷脂成分的相对比例并无异常;遗传性球形红细胞的细胞膜支架蛋白异常。可能有多种不同的改变都可以导致球形细胞的形成。由于膜功能上的缺陷,球形红细胞代谢功能也发生了改变,因此细胞容量减少,"自溶血"现象就发生了。

　　在电子显微镜观察下,可以看到骨髓中幼稚红细胞的形态和物理性能都是相当正常的,但红细胞从骨髓中释放出来后,变成口形、球形细胞,只有约5%的细胞是真正的球形细胞。

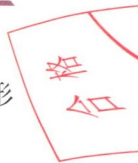

6.2.3 遗传性球形红细胞增多症具体的症状表现

遗传性球形红细胞增多症具体的症状表现,根据疾病严重度分为以下3种:

①轻型。多见于儿童,约占全部病例的1/4,由于骨髓代偿功能好,可无或仅有轻度贫血及脾肿大。

②中间型。约占全部病例的2/3,多是成年发病,有轻及中度贫血及脾肿大。

③重型。很少,只有一小部分患者,贫血严重,常依赖输血,生长迟缓,面部骨结构改变类似地中海贫血,偶尔或一年内数次出现溶血性或再生障碍性危象。常染色体隐性遗传者也多有显著贫血及巨脾,频发黄疸。溶血性或再生障碍性危象常因感染、妊娠或情绪激动而诱发,患者出现寒战、高热、恶心呕吐,急剧贫血,持续几天或甚至1~2周。本症患者较多见(约有50%)的并发症是由于胆红素排泄过多,在胆道内沉淀而产生胆石症。其次是发生于踝以上的腿部慢性溃疡,常迁延不愈,但可经脾切除而获得痊愈。发育异常或智力迟钝很罕见。

6.2.4 遗传性球形红细胞增多症的遗传方式

通过对遗传性球形红细胞增多症的遗传方式的研究分

析,发现大部分为常染色体显性遗传,极少数为常染色体隐性型。男女均可发病。常染色体显性遗传,有8号染色体短臂缺失,比较常见,切除脾治疗有效。常染色体隐性遗传,是近年发现的一种少见类型,切脾只部分有效,国内各地均有这种病例出现。

6.2.5 如何明确诊断患有遗传性球形红细胞增多症?

除非有急性发作,贫血一般不严重,但急性发作危象时血红蛋白水平可低至3 g/dL左右。部分红细胞(20%～30%)直径较小,但比正常厚,在涂片中显得小而染色深,所以MCV轻度减少,MCHC增多。网织红细胞经常为5%～20%,而在急性溶血发作后可高达70%,血中伴有少数幼红细胞。在低渗盐液中红细胞的渗透脆性,随球形红细胞的增多而增强。

红细胞渗透脆性试验是红细胞球形程度定量判断的有效方法。球形细胞在低渗盐液中的渗透脆性增强,比正常红细胞容易发生溶血。采用限制性片段长度多态性(RFLP)或可变数目串联重复序列(VNTR)可确定遗传性球形红细胞和某个基因的相关性,用单链构象多态性分析(SSCP)聚合酶链反应(PCR)结合核苷酸测序等可检出膜蛋白基因的突变点。

6.2.6 遗传性球形红细胞增多症的治疗方法

中、重度遗传性球形红细胞增多症患者进行叶酸补充是最重要的。溶血严重者应给予输血。治疗遗传性球形红细胞增多症的主要方法是脾切除。脾切除是使贫血发生完全和持久缓解的最有效疗法。脾切除后，虽然红细胞膜的缺陷和球形细胞增多均依然存在，渗透脆性也仍不正常，但是过度溶血停止，红细胞的生存时间接近正常，因之贫血消失。凡诊断明确的病例，除有手术禁忌证外，都宜作脾切除手术。术后贫血复发者极罕见。手术时间最好在7岁以后。

但脾切除也可产生许多并发症，部分患者则死于脾切除后感染、肠系膜或门静脉闭塞。最重要的并发症是感染，尤其婴幼儿患者要多注意。对所有脾切除患者，尤其是青少年患者，都应给予肺炎球菌三联疫苗，最好应在术前数周进行。但是对于2岁以下的婴儿，疫苗预防感染的作用不肯定。一般推荐对脾切除患者进行预防性抗生素治疗，重点预防肺炎球菌性败血症，可应用口服青霉素（7岁以下儿童剂量为125 mg，2次/天口服；7岁以上儿童和成人剂量为250 mg，2次/天口服），术后应持续使用2~5年。然而，鉴于抗生素的毒副作用、细菌耐药及经济问题等，故对预防性抗生素治疗仍有争议，应视具体情况而选定最佳方案。

（陆军军医大学第二附属医院　姚浛）

6.3　G6PD缺乏症——"蚕豆病"的前世今生

蚕豆，别名胡豆，是广受川渝地区人民喜爱的食物，经由爱吃会吃的饕客们加工后变成各种美味(图6.3)。但是你知道吗,有一种病就是以蚕豆命名的——蚕豆病,让罹患此病的人对它只有大喊"退退退"。

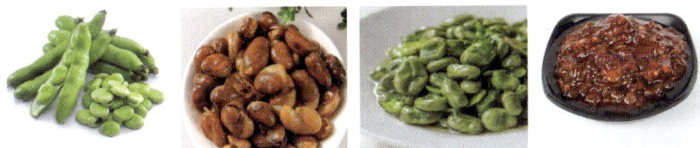

图6.3　蚕豆食品

蚕豆病,是G6PD缺乏症(即葡萄糖-6-磷酸脱氢酶缺乏症)的俗称。全世界约2亿人罹患此病。我国是本病的高发区之一,发病率呈南高北低的分布特点,患病率为0.2%~4.8%。该病主要分布在长江以南各省,尤其在云南、海南、广东、广西、贵州、四川等省最多。

6.3.1　G6PD缺乏症的发病原因

G6PD缺乏症的发病原因是G6PD基因突变,导致该酶活性降低,红细胞不能抵抗氧化损伤而遭受破坏,引起溶血性贫血。

6.3.2　G6PD缺乏症有哪些症状?

G6PD缺乏症的发病表现与一般溶血性贫血大致相同,主要分为新生儿黄疸、蚕豆病、药物性溶血、感染性溶血、非球形细胞溶血性贫血等临床类型。发病严重程度可轻可重,多数患者,特别是女性杂合子,平时不发病,无自觉症状,部分患者可表现为慢性溶血性贫血症状。常因食用蚕豆、服用或接触某些药物、感染等诱发血红蛋白尿、黄疸、贫血等急性溶血反应。G6PD 缺乏症诱发的严重的急性溶血性贫血会使红细胞破坏过多,如不及时处理,可引起肝、肾、或心功能衰竭,甚至死亡。20 世纪 60 年代的广东兴宁地区在蚕豆收获季节曾暴发 G6PD 缺乏症,导致许多患者死亡。G6PD 缺乏症又是新生儿病理性黄疸的主要原因。据中山医科大学的一项统计表明,患 G6PD 缺乏症的新生儿中,约 50% 的患儿会出现新生儿黄疸,其中约 12% 的患儿病情发展为核黄疸,致使患儿脑部损害,智力低下。

6.3.3 G6PD 缺乏症是如何遗传的?

G6PD 缺乏症是一种遗传病。G6PD 缺乏症属 X-连锁不完全显性遗传病。因此,如父亲有 G6PD 缺乏症,母亲正常(非杂合子),则男性胎儿正常,女性胎儿为杂合子。如父亲有 G6PD 缺乏症,母亲为杂合子,则男性胎儿半合子的概率为 1/2,正常的概率为 1/2;女性胎儿纯合子概率为 1/2,杂合子的概率为 1/2。如父亲有 G6PD 缺乏症,母亲为纯合子,则男性胎儿均为半合子,女性胎儿均为纯合子。如父亲正常,母亲为杂合子,则男性胎儿半合子和女性胎儿杂合子概率均为 1/2。如父亲正常,母亲为纯合子,则男性胎儿均为半合子,女性胎儿均为杂合子(图 6.4)。

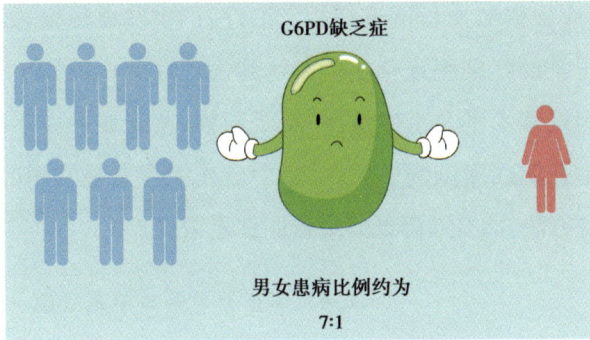

图6.4　X-连锁不完全显性遗传病

6.3.4　G6PD缺乏症的预防、检测和治疗

预防：在高发地区应常规开展G6PD缺乏症的新生儿筛查。对G6PD缺乏症患者及家属须及时给予健康教育，避免进食干鲜蚕豆及其制品，避免接触樟脑丸等日用品，尤其避免使用禁用、慎用氧化类药物。当出现急性溶血时，应立即停止接触和摄入可疑食物、药物，并按急性溶血性贫血的处理原则进行治疗。

检测：对新生儿G6PD缺乏症筛查阳性者须立即召回，进行诊断性G6PD酶活性检测，推荐采用静脉血红细胞G6PD酶活性测定法或G6PD/6磷酸葡萄糖酸脱氢酶（6PGD）比值法进行确诊。基因诊断也是可靠的确诊方法，有条件的实验室可同时开展。

治疗：患儿在无溶血发作时无须特殊治疗。当出现急性溶血时，应立即阻断诱因，并对症治疗。当合并慢性溶血性贫

血时,应根据贫血程度选择相应治疗,严重贫血可输入G6PD
活性正常的红细胞或全血。对达到病理性黄疸的新生儿,应
根据胆红素水平及个体情况,给予药物、蓝光或换血治疗,预
防新生儿胆红素脑病的发生,其中蓝光治疗是最常用的安全
有效的方法,能有效降低外周血胆红素浓度。

(陆军军医大学第二附属医院　姚洺)

6.4　常见遗传性疾病——地中海贫血

娃娃没精神、虚弱 、皮肤黄……去查血,医生说娃娃得了
地中海贫血。

"哦,贫血呀,补点铁就可以了!"

"此贫血非彼贫血,补铁要不得……"

"啊,那地中海贫血是啥子病? 不补铁那怎么治?"

"说到地中海贫血? 我们这边还是挺多的,一般人可能连
自己是地中海贫血都不晓得。"

那今天,我们一起来了解一下"地中海贫血"这个疾病。

6.4.1　什么是地中海贫血?

地中海贫血简称"地贫",又称海洋性贫血或珠蛋白合成
障碍性贫血,是常见的一种先天性贫血,是一组遗传性溶血性
贫血疾病。它是由于参与血红蛋白合成的珠蛋白基因有缺陷

（突变或缺失），珠蛋白链合成有障碍（珠蛋白链有一种或几种合成减少或不能合成）导致血红蛋白的组成成分改变，从而引起无效造血或溶血性贫血的疾病（图6.5）。

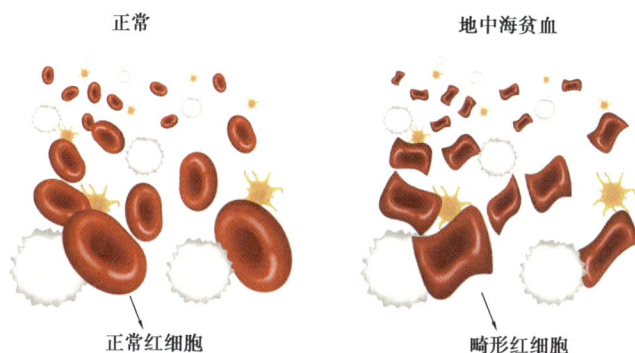

正常　　　　　　　　　　　　地中海贫血

正常红细胞　　　　　　　　　畸形红细胞

图6.5　地中海贫血的红细胞

因为这个病是先在地中海沿岸的国家被发现的，所以才取了地中海贫血这个名字。但并不是只有地中海地区才有这个病，我国长江流域以南也多见，主要发现在广东、广西和海南地区，特别是广东省地区地贫基因携带率约16.8%。随着人口迁移，四川、重庆等地也成为高发地区之一。目前，我国约有30万地中海贫血患者，3 000万地中海贫血携带者。

这个病随着病情的轻重变化，其临床症状也有不同，但多数的地中海贫血患者的症状其实是"没有症状"。很多人往往是在健康检查或其他抽血时，被发现血红素偏低，到医院进一步抽血检验时，才被诊断得了地中海贫血。只有很少数严重的患者，才会出现严重贫血、胆结石、肝脾肿大等症状。

6.4.2　为啥会得这个病——主要是遗传

　　如果父母是地中海贫血异常基因携带者,那么孩子也有可能遗传到这个病。因为携带地中海贫血基因的成年人往往是无症状的,所以被称为地中海贫血基因携带者。由此可见,两个似乎完全正常的父母,如果不认真进行婚前和孕期检查,那么也有可能生出患严重地中海贫血的孩子(图6.6)。

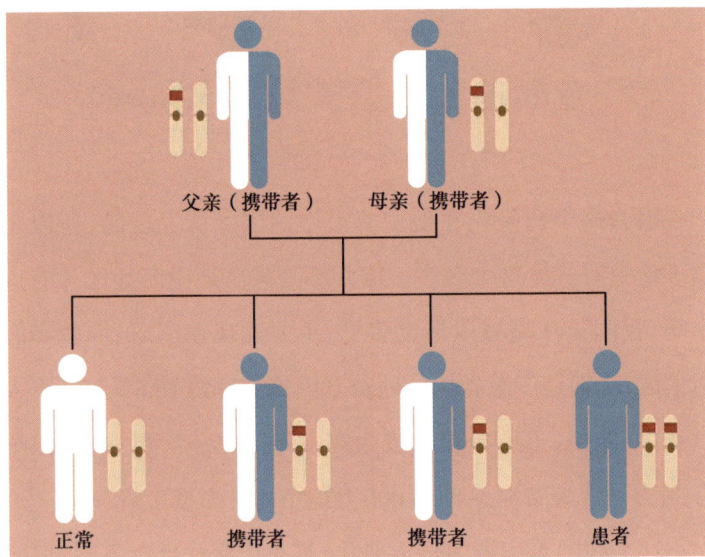

图6.6　地中海贫血的遗传规律

　　正常人体内氧气、二氧化碳的运输主要依靠红细胞内的血红蛋白,血红蛋白由4条珠蛋白链组成,当这些珠蛋白链的基因出现缺失或突变后,就可能发生地中海贫血。根据缺失的珠蛋白链的不同,人们通常将地中海贫血分为 α、β、$\delta\beta$ 和 δ 这4种类型,其中 β 和 α 地中海贫血较为常见。α 地中海贫血的遗传规律比较复杂,而 β 地中海贫血的遗传规律相对简单。

6.4.3 地中海贫血的症状

根据病情轻重不同,地中海贫血患者的类型可分为:静止型、轻型、中间型、重型。

静止型、轻型地中海贫血患者:这类患者虽然出现了地中海贫血的问题,但没有明显的临床症状,可能会有轻微贫血,或者平均红细胞体积偏小,偶尔会发现脾脏轻度增大,寿命与正常人一样。静止型、轻型地中海贫血患者一般都是在体检时偶然发现的,个人平时都没有什么感觉,完全不像有病的人,因此把这种人又称为地中海贫血携带者。

中间型地中海贫血患者:这类患者由于携带异常珠蛋白的红细胞破坏过多,除了有常见的贫血症状如头昏、觉得没有什么力气外,还常合并有慢性溶血的症状,如皮肤、巩膜发黄,胆结石,脾肿大等。

重型地中海贫血患者:这类患者在婴幼儿时就表现出明显的贫血、骨骼和面容异常、发育缺陷等(图6.7),需要反复不断输血才能维持身体状况。同时,大量输血会出现铁在体内过量沉积,导致皮肤发黑,肝脏、心脏等器官损害。

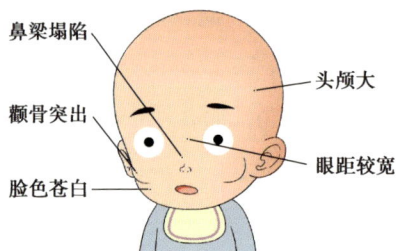

图6.7　重型地中海贫血患儿

6.4.4　地中海贫血的治疗方法

重要的事说3遍:不是缺铁性贫血,一定不要去补铁! 一定不要去补铁! 一定不要去补铁!

地中海贫血引起的贫血症状是红细胞破坏过多导致的,铁从红细胞中释放增加,根本不存在缺铁的现象。一些重型地中海贫血患者还会因为铁负荷过重,患上铁色素沉着症,从而引起心、肝、肾功能的损害,因此,补铁反而会加重病情!

轻型地中海贫血患者:这类患者多数没有明显不舒服的表现,不需要采取任何贫血干预或者特殊治疗。但也不能不管,知道自己患有地中海贫血也是非常重要的! 这样不仅可以避免因误诊为缺铁而接受不必要的检查或经验性铁剂治疗,还可以为以后怀孕、生子制订合理的产前计划。

中间型地中海贫血患者:这类患者可能需要在红细胞生成应激期间(如感染或怀孕)接受间歇性输血,也有可能对输血产生依赖,类似于重型地中海贫血患者。

　　重型地中海贫血患者:这类患者通常需要长期输血,以治疗重度症状性贫血,需要长期监测铁储备和使用铁螯合剂。对于特定的重度疾病患者,可考虑行异基因造血干细胞移植。

　　总之,地中海贫血这种疾病没有特效药,中间型、重型患者主要依靠输血替代治疗,同时进行祛铁和并发症处理,某些重型患者还可能要考虑异基因造血干细胞移植。规范性输血和祛铁治疗是维持输血依赖型地中海贫血患者生存的主要方法,也可通过改善无效造血、脾切除、基因治疗及其他探索性治疗等来缓解患者症状;另外,造血干细胞移植(HSCT)是目前临床根治的唯一方法,基因治疗及新药是地中海贫血治疗领域发展的新手段。

　　1.输血治疗

　　重型地中海贫血患者输血的目的在于维持患者血红蛋白浓度接近正常水平,减轻代偿性骨髓增生及髓外造血,减少肠道铁吸收,防止慢性缺氧,保障患者正常生长发育及提高生存质量的需求。

　　输血频率及目标值:

　　①每2~5周输血1次,每次输红细胞0.5~1.0单位/10 kg(国内将200 mL全血中提取的红细胞定义为1单位),输血时间根据输血反应和心功能状态调整,宜4小时内输完,但可依据实际情况适当延长。

　　②维持输血前血红蛋白水平在95~105 g/L(通常要使输血后血红蛋白水平达到130~150 g/L),这可保障正常生长发育及

体育活动。

③维持输血前血红蛋白水平在110~120 g/L,更适合于心脏病、出现临床显著髓外造血或其他疾病,以及骨髓增生未得到充分抑制的患者。

④重度贫血患者,每次输注红细胞量宜少,速度宜慢,可少量多次。

2.祛铁治疗

虽然铁是人体必需的微量元素,但过量摄入可能导致人体铁中毒。铁一旦被人体吸收,除了部分随失血丢失外,很少有其他排泄途径。体内多余的铁以铁蛋白的形式储存起来,之后可沉积于肝脏、心脏和内分泌器官中,造成各种严重的危害。肝脏是铁储存的主要部位,也成为铁过量损伤的主要靶器官,可以引起肝纤维化和肝癌。过量的铁还会在脑部沉积,造成中枢神经系统疾患,如阿尔茨海默病、帕金森病等。铁储备过多会增加患心血管疾病的危险。研究发现,铁过量与动脉粥样硬化、冠心病、高血压和心肌梗死等心血管疾病显著相关。铁过量也可以引起内分泌器官功能损害,导致糖尿病、性功能减退等。地中海贫血患者因长期反复输血,以及长期贫血,肠道铁吸收过多而出现继发性铁过载,这是地中海贫血常见并发症。因此,地中海贫血患者需要祛铁治疗。

地中海贫血患儿要在3岁前就开展祛铁治疗,并需特别监测生长和骨骼发育情况。目前祛铁治疗方法是应用的铁螯合剂:一类可以与体内多余的铁离子结合成稳定的化合物的药物,主要包括去铁胺、去铁酮和地拉罗司。

3.异基因造血干细胞移植治疗

造血干细胞移植,是患者先接受超大剂量放疗或化疗,有时联合其他免疫抑制药物,以清除体内的异常细胞,然后再回输采自自身或他人的造血干细胞,重建正常造血和免疫功能的一种治疗手段。根据供者来源、人类白细胞抗原(HLA)不同,造血干细胞移植分为HLA全相合同胞供者移植、非血缘供者移植和HLA单倍体移植;根据干细胞来源,造血干细胞移植分为骨髓移植、外周血干细胞移植和脐带血移植。目前,造血干细胞移植已经应用于治疗许多血液病,包括血液系统恶性肿瘤、地中海贫血。造血干细胞移植是目前根治地中海贫血的唯一方法。我国主要造血干细胞移植中心治疗地中海贫血患者的生存率达90%以上,是地中海贫血治疗的最佳选择。

4.基因治疗

目前,已获得批准的基因疗法如下(图6.8)。

①基因添加。蓝鸟生物公司的 Zynteglo 是一种一次性体外基因疗法,适用于所有基因型(β0/β0 和非-β0/β0)输血依赖型 β 地中海贫血的成人、青少年和儿童患者。

该疗法包括提取患者的干细胞,通过慢病毒载体将改良型的 β-珠蛋白基因的功能拷贝引入干细胞,并将修改的细胞输注到患者体内。有了功能性 β 珠蛋白基因,患者就应该能够产生自己的功能性基因治疗衍生的成人血红蛋白,不再需要输注红细胞。

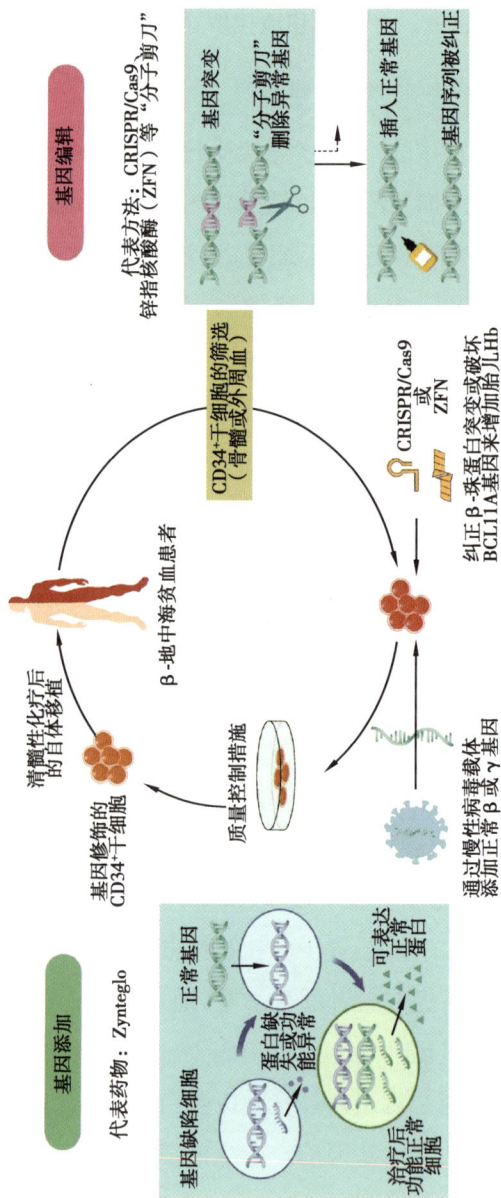

图6.8 目前已获得批准的基因疗法

基因编辑
代表方法：CRISPR/Cas9、锌指核酸酶（ZFN）等"分子剪刀"
基因突变
"分子剪刀"删除异常基因
插入正常基因
基因序列被纠正

CD34+干细胞的筛选（骨髓或外周血）

CRISPR/Cas9 或 ZFN
纠正β-珠蛋白突变或破坏BCL11A基因来增加胎儿Hb

β-地中海贫血患者

清髓性化疗后的自体移植

基因修饰的CD34+干细胞

质量控制措施

通过慢性病毒载体添加正常β或γ基因

基因添加
代表药物：Zynteglo

基因缺陷细胞
正常基因
蛋白缺失或功能异常
可表达正常蛋白
治疗后功能正常细胞

②基因编辑。比如,由CRISPR治疗公司开发的基因治疗药物,其目标是通过CRISPR/Cas9编辑患者细胞中的异常基因来增加胎儿血红蛋白的产生。虽然地贫是单基因遗传性疾病,是基因治疗的理想对象,但目前基因治疗手段有限,临床经验有限,有癌变的可能,且价格昂贵,所以需要更多的临床探索。

6.4.5　既然这个病要遗传,那地中海贫血患者还能不能怀孕生子?

携带地中海贫血基因的夫妻也可以生出健康的孩子! 但怎么才能做到呢? 怎么才能知道孩子患地中海贫血的概率和严重程度呢? 首先需要知道配偶是否为地中海贫血患者,而这通常需要做仔细的婚前检查及产前检查。一般来说,携带同种地贫基因的父母才有一定概率生出中重型地贫宝宝,与性别无关;地中海贫血难治可防,防治地中海贫血需采取婚前孕前的筛查、防止重症患儿出生、地贫患儿早诊早治的三级预防策略。因此,"防控地贫,重在筛查"应该成为全社会优生优育、提高人口素质的重要共识。

6.4.6　如何知道自己是不是地中海贫血的携带者或者患者?

一般常规血检可以提示一些信息:血常规检查中有红细胞数明显增加、红细胞平均体积偏小、红细胞血红蛋白含量明显降低这 3 项变化；这可怀疑是地中海贫血；进一步确诊需要做血红蛋白电泳检查，及遗传学和分子生物学检查。

6.4.7　已经确诊重型地中海贫血患者想做干细胞移植应该怎么做？

虽然造血干细胞移植是目前治疗重型地中海贫血患者的首选，但并不是所有的患者都适合做干细胞移植。年龄越小（2～6 岁最佳），移植效果越好；有移植打算的，应尽早联系专业的医生建档，做好移植前危险度评估及找准移植时机，提前做移植准备。

（陆军军医大学第二附属医院　冯一梅，全瑶）

6.5　防御系统也破防——自身免疫性溶血性贫血

为了便于人们理解自身免疫性疾病，这里以疫苗接种为例，介绍抗体的产生及其作用。

当疫苗注射进人体后，其中的主要成分——抗原（通常是病原体的某些成分），可以刺激人体的免疫系统，经过一系列的复杂的免疫反应，最终刺激人体的一类免疫细胞——B 淋巴细胞（简称 B 细胞）发生转化，成为可以分泌大量抗体的浆细胞。浆细胞分泌的抗体就像军犬一样，在发现可疑目标后迅速招来己方免疫细胞大军，可以通过多种途径介导机体免疫

系统对病原体进行清除,如:

①通过其Fab段与病原体结合,再通过Fc段与免疫系统中的大块头——巨噬细胞结合,介导巨噬细胞对病原体或被病原体感染的细胞(通常已经丧失功能,成为病原体繁殖的场所)的吞噬,导致病原体被巨噬细胞消化而被消灭(图6.9)。

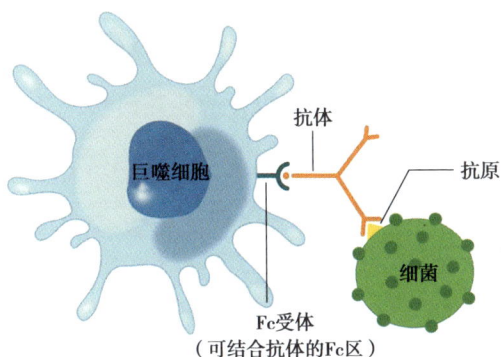

图6.9　浆细胞分泌抗体结合巨噬细胞消灭病原体

②通过其Fab段结合病原体后,招募并激活血清中存在的一类免疫活性成分——补体,通过补体的裂解作用将病原体或病原体感染细胞裂解。

③通过招募机体内能够直接杀伤病原体的细胞,介导病原体或病原体感染细胞的杀伤裂解。总之,在人体的免疫防御系统中,抗体发挥着非常重要的作用。

6.5.1 什么是自身免疫性溶血性贫血？

在正常情况下，人体内免疫大军的各支队伍各司其职，共同执行防御外来病原体入侵和识别内部叛乱分子（突变后向肿瘤细胞转化的人体细胞）的任务，保证人体内环境的稳定。这支大军还有一支特殊的监察部队，能够甄别免疫大军内部的间谍破坏分子——自身免疫性淋巴细胞，对其执行死刑或将其抓捕以限制其活动。当各种因素导致免疫系统失衡、内部秩序丧失时，这些间谍破坏分子就开始频繁活动并对人体造成损伤。针对自身红细胞抗原的B细胞就属于这一类间谍破坏分子，它们进一步分化成浆细胞，产生针对自身红细胞的抗体，通过上述的一种或多种方式介导红细胞的破坏，引起的疾病就是自身免疫性溶血性贫血。在这里，需要强调的是，很多患者的自身免疫性溶血性贫血都是继发于其他的疾病，如血液系统疾病、实体肿瘤、自身免疫性疾病、感染、免疫缺陷病等，或者是服用某些药物和接受骨髓移植、器官移植而导致的。因此，医生在诊断患者得了自身免疫性溶血性贫血后，可能还需要完善其他的一些检查，排除上述疾病和原因，避免漏诊而延误疾病的治疗。

6.5.2 自身免疫性溶血性贫血的症状

自身免疫性溶血性贫血的患者主要表现为贫血所致的乏力、头晕、眼花、耳鸣、活动后心慌、体力下降、面色苍白等（图

6.10）。同时,由于红细胞被吞噬后产生的代谢产物——胆红素升高,可能出现皮肤发黄、小便颜色加深。如果出现寒战、高热、腰背痛、呕吐等症状,则很可能是急性溶血,这可能危及生命,需要及时就诊。

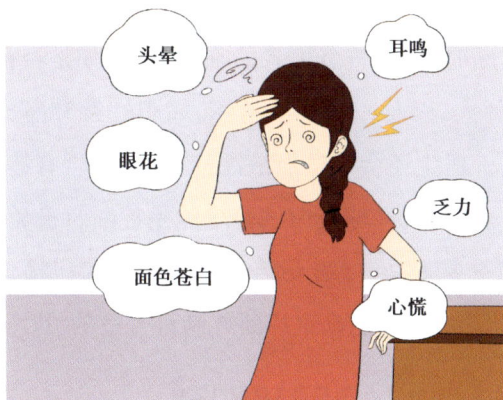

图6.10　自身免疫性溶血性贫血的临床表现

6.5.3　怎么判断是不是自身免疫性溶血性贫血?

自身免疫性溶血性贫血的诊断主要依赖于一种叫抗人球蛋白试验(Coombs试验)的检测,这种检测有两种类型:直接抗人球蛋白试验和间接抗人球蛋白试验(图6.11)。直接抗人球蛋白试验是检查红细胞表面是否附着了抗体或补体,帮助确认患者是否有自身免疫性溶血性贫血的存在。间接抗人球蛋白试验则用于检查血液中是否有游离的抗体,通常用于了解是否有药物引起的贫血或输血后发生的溶血反应。需要注意

的是,即使直接抗人球蛋白试验结果是阴性,也不能完全排除
患者没有自身免疫性溶血性贫血,因为一些特殊情况,如抗体
量太少或抗体类型特殊(如IgA型),可能无法检测到。相反,
试验结果阳性也不一定意味着患者有自身免疫性溶血性贫
血,因为一些感染、肿瘤或药物也可能出现类似结果。因此,
医生在诊断时,还会查看患者的临床表现,如是否有贫血、黄
疸、脾脏肿大,以及一些检测指标,如胆红素升高、乳酸脱氢
酶升高等。医生还会观察血液涂片,寻找是否有特殊形态的
红细胞。总之,抗人球蛋白试验虽然是诊断自身免疫性溶血
性贫血的重要工具,但需要结合其他检查和症状,最终由专
业医生综合分析,才能确定诊断并制订合适的治疗方案。

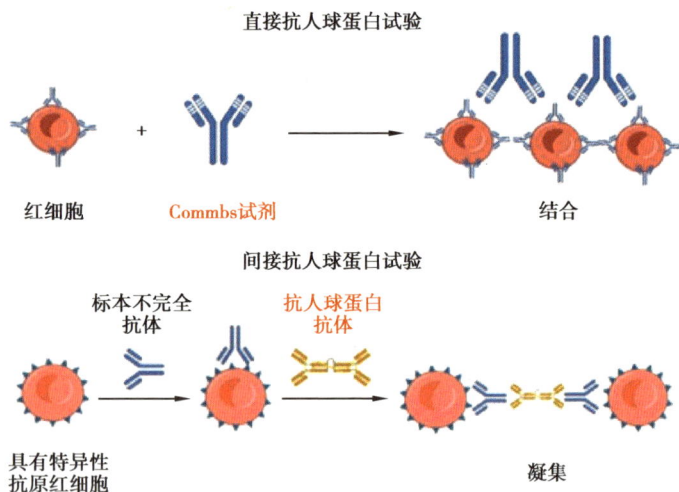

图6.11　直接抗人球蛋白试验和间接抗人球蛋白试验

6.5.4 自身免疫性溶血性贫血的治疗

自身免疫性溶血性贫血的治疗,最关键的是区分是否继发于其他疾病,对于继发于其他疾病的患者来说,基础疾病的治疗尤为重要。针对自身免疫性溶血性贫血的治疗,首选的药物是糖皮质激素,它可以减少抗体的产生,抑制抗体和红细胞的结合,减少抗体和巨噬细胞的结合,从而减少抗体介导的红细胞破坏。患者需要特别注意的是,激素治疗起效,血红蛋白水平达到正常值后,需要缓慢减量,再以小剂量维持治疗,擅自停药或减量可能导致治疗失败。对于激素治疗无效或者维持剂量较大的患者,还需要联合使用其他药物,包括使用促进骨髓红细胞生成的药物、靶向性清除 B 细胞的抗体药物和一些免疫抑制药物。脾脏含有大量的 B 细胞,是抗体生成的场所,也是红细胞破坏的主要场所,因此,切脾治疗也可用于治疗自身免疫性溶血性贫血。但由于手术治疗创伤大,切除脾脏后会降低机体免疫力,增加感染风险,一般只用于存在激素治疗禁忌或激素治疗无效的患者。

需要特别强调的是,自身免疫性溶血性贫血在治疗过程中病情容易反复,患者需要保持耐心,定期就诊复查,做好检查结果和用药调整的记录,多了解疾病相关知识,与医生一起商量和调整治疗方案。频繁更换医生和医院不利于医生对病情的把握,可能对疾病的治疗产生消极影响。

（陆军军医大学第二附属医院　王路）

6.6　怕过冬天的溶血——冷抗体型自身免疫性溶血性贫血

6.6.1　抗体的类型和生理特点

本节介绍自身免疫性溶血性贫血中的一种特殊类型——冷抗体型自身免疫性溶血性贫血。自身免疫性溶血性贫血是机体产生针对自身红细胞的抗体导致的，而人体内的抗体具有5种类型，包括IgG、IgA、IgM、IgD和IgE，它们具有不同的生理特性，所发挥的功能也具有差异。可导致自身免疫性溶血性贫血的抗体类型包括IgG、IgA和IgM，其中IgG最常见。IgG和IgA与红细胞反应的最佳温度即人体的体温——37 ℃，我们将其称为温抗体。IgM与红细胞反应的最佳温度是0～5 ℃，在寒冷的环境中可导致红细胞凝集，所以又被称为冷凝集素。

6.6.2　不同类型抗体引起溶血的方式是否一样？

上一节介绍了抗体可能通过3种途径导致红细胞的破坏，其中IgG主要引起巨噬细胞对红细胞的吞噬。红细胞可能被巨噬细胞完全吞噬，但多数是被部分吞噬而发生变形，表现为从正常的双凹圆盘状结构变为球形。这种球形红细胞在通过脾脏时容易被破坏，因此，IgG导致的溶血主要发生在脾脏。而IgM主要通过招募补体，导致红细胞在血管内被补体破坏。

6.6.3 冷抗体型自身免疫性溶血性贫血有什么特殊表现?

在寒冷的环境中,人体的血流分布发生改变,以减少散热,维持人体核心区域组织器官的温度。而手足、耳朵、鼻尖等区域血流减少,温度较低,为 IgM 的活化提供了适宜的温度,红细胞在这些区域发生凝集、溶解。凝集的红细胞可引起血管的堵塞,导致局部缺血出现紫绀,严重时可能因为缺血出现局部坏死。如果能及时进入温暖的环境,恢复局部的温度,局部的紫绀和缺血通常是可以恢复的。但是红细胞的溶解是没有办法恢复的,被溶解的红细胞数量较多时,患者会出现贫血和酱油色的尿液。

6.6.4 冷抗体型自身免疫性溶血性贫血的防治需要注意什么?

从 IgM 的最佳反应温度可以推测,预防 IgM 导致的红细胞凝集和溶血,最重要的措施就是保暖。对出现上述表现的患者来说,及时恢复局部温度也是非常重要的。除此之外,如果患者的溶血是继发于感染或肿瘤等因素,治疗基础疾病以消除异常 IgM 的产生尤为重要。

(陆军军医大学第二附属医院 王路)

6.7　阵发性睡眠性血红蛋白尿

在血液系统溶血性疾病中,有一个疾病非常特殊且罕见。这类患者早上刚起床,会解酱油色或葡萄酒样小便,多在夜间睡眠后发生,清晨睡醒时较重,下午较轻,白天睡眠也可致发作,发作时常伴有寒战、发热、头痛、腰痛等症状,持续几小时至几天。这种疾病被称为阵发性睡眠性血红蛋白尿。它是血液系统疾病中的一种罕见病,我国的发病率约为 2.7/100 万。现在,让我们一起来揭开这个罕见病的神秘面纱。

6.7.1　阵发性睡眠性血红蛋白尿是如何发生的?

阵发性睡眠性血红蛋白尿(paroxysmal nocturnal hemoglobinuria, PNH)是获得性红细胞膜缺陷引起的慢性血管内溶血,常在睡眠时加重,可伴发作性血红蛋白尿和全血细胞减少症状。它没有先天发病的相关报道,也没有家族聚集倾向,更不会遗传给下一代。

那是如何引起红细胞膜缺陷的呢?主要是源于造血干细胞 PIG - A 基因突变引起一组通过糖基磷脂酰肌醇(glycosylphosphatidylinositol, GPI)锚连在细胞表面的膜蛋白的缺失,包括 CD55、CD59、CD16 等 20 多种,导致细胞性能发生变化。缺乏锚蛋白的细胞,抵抗补体攻击的能力减弱,不受控制的 C5 介导形成攻膜复合物(MAC),进而导致血管内溶血,从而引起相应的临床现象。

发病机制：CD55 和 CD59 可保护正常红细胞避免发生补体激活后产生的溶血。在阵发性睡眠性血红蛋白尿中,缺乏 CD55 和 CD59 的红细胞受到补体的影响,将会被活化的补体裂解,同时通过 MAC 的形成从而导致血管内溶血。图 6.12 为在依库珠单抗存在下,可抑制 C5 阻止 MAC 的形成,阵发性睡眠性血红蛋白尿的红细胞将受到保护,避免血管内溶血的发生,但一旦红细胞被 C3 调理,它们将被巨噬细胞捕获进而导致血管外溶血。

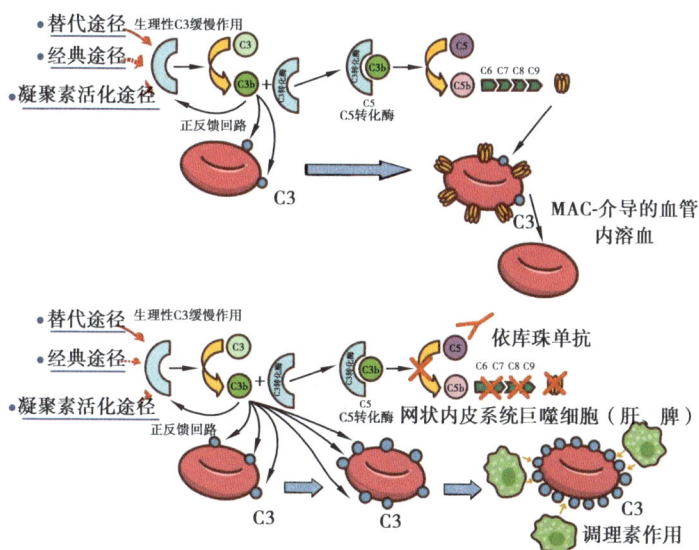

图 6.12 阵发性睡眠性血红蛋白尿的发病机制

6.7.2 阵发性睡眠性血红蛋白尿的临床表现

PNH患者的主要临床表现为溶血、血栓形成和骨髓衰竭。患者全身症状,如疲倦、嗜睡、乏力、周身不适等,在病程中表现明显,仅25%左右的患者以夜间血红蛋白尿为首要表现;患者有偶发的吞咽困难、吞咽疼痛,腹痛,男性阳痿,静脉血栓的病史(图6.13)。静脉血栓常发生在少见部位(如肠系膜、皮肤、脑静脉),动脉血栓少见。国际PNH工作组(I-PIG)将PNH分为以下几类。

①经典型PNH:该类患者有典型的溶血和血栓形成。

②合并其他骨髓衰竭性疾病:如再生障碍性贫血(AA)或骨髓增生异常综合征(MDS)。

③亚临床型PNH:患者有微量PNH克隆,但没有溶血和血栓的实验室和临床证据。

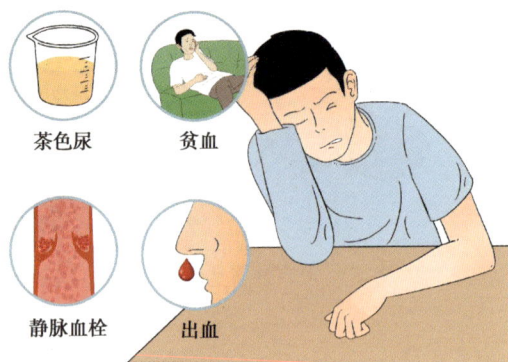

图6.13 阵发性睡眠性血红蛋白尿的临床表现

6.7.3　如何诊断阵发性睡眠性血红蛋白尿？

一旦怀疑患有 PNH，利用流式细胞术很容易就能检测到 GPI 锚定蛋白（CD55、CD59）缺失的血细胞而予以诊断。虽然酸化血清溶解试验（Ham 试验）和蔗糖溶血试验（糖水试验）有一定的生物学意义和历史意义，但因与流式细胞术比较，敏感性和定量性不如流式细胞术，已基本被弃用。流式细胞术分析红细胞以及多形核白细胞上的 GPI 锚定蛋白，由于 GPI 锚定蛋白缺失的红细胞易被补体选择性破坏，若只分析红细胞，PNH 的克隆数就会被低估，且近期输血也会影响到 PNH 克隆大小的测定。但若需检测 PNH 表型（Ⅰ型、Ⅱ型、Ⅲ型细胞所占百分比）就必须分析红细胞的组成。除流式细胞术分析外，血常规是评估 PNH 患者血细胞（红细胞、白细胞、血小板）受累程度的一项基本检测。在典型 PNH 患者中，白细胞和血小板计数通常正常或接近正常，而 PNH/AA 和 PNH/MDS 患者常伴有白细胞减少和（或）血小板减少，而网织红细胞计数可反映骨髓对贫血的代偿。

6.7.4　如何治疗阵发性睡眠性血红蛋白尿？

1.PNH 的传统治疗

传统治疗是以"保护"PNH 克隆、减少补体攻击和破坏，减轻溶血为目的，以对症支持治疗为主，如无禁忌证，在急性溶血发作时，可给予肾上腺糖皮质激素如泼尼松，辅以细胞膜稳定剂(如维生素E)、叶酸及碱性药物(如碳酸氢钠)治疗。若为PNH/AA综合征可辅助雄激素(如十一酸睾酮、达那唑)、免疫抑制剂(如环孢素)等治疗。PNH患者是否采取血栓的抗凝预防目前尚无定论。对发生血栓者应给予抗凝和肝素治疗。其他对症支持治疗包括必要时输注红细胞、血小板,以及出现感染时给予抗菌药物。

2.其他治疗

①重组人源型抗补体蛋白C5单克隆抗体。

PNH是由于补体在红细胞外激活形成C5b-7,然后结合到红细胞膜上再与C8及C9作用形成C5b-9(即膜攻击复合体),由于红细胞表面缺乏某些锚蛋白,如C3转化酶衰变加速因子(DAF)(可阻止C3转化酶的形成),因而大量C3转化为C3b进而形成C5b,以致C5b-9破坏红细胞膜导致溶血。

依库珠单抗是抑制末端补体成分活化的重组人源型单克隆抗体,能特异性地结合到人末端补体蛋白C5,通过抑制人补体C5向C5a和C5b的裂解以阻断炎症因子C5a的释放及C5b-9的形成。研究表明,该抗体对C5有高度亲和力,能阻断C5a和C5b-9的形成,并保护哺乳动物细胞不受C5b-9介导的损伤。

由于该单抗抑制机体的免疫系统功能,从而增加了患者对某些严重感染的易感性,国外报道用药期间易出现细菌性脑膜炎。临床试验证实依库珠单抗治疗PNH可显著减轻血管内溶血,减少红细胞输注,明显改善PNH患者贫血,减少血栓形成,延长生存期。依库珠单抗于2007年3月16日被美国FDA批准用于治疗PNH,推荐剂量每周静脉滴注600 mg,用4次,第5周900 mg,以后每2周900 mg,持续12周。

雷夫利珠单抗,是第一款长效C5补体抑制剂,现在认为雷夫利珠单抗是治疗PNH的首选。

可伐利单抗,在控制溶血和避免输血两方面效果良好,且安全性较高,会为患者带来改善疾病的新希望。

②B因子抑制剂。

盐酸伊普可泮胶囊通过抑制一种叫"B因子"的关键蛋白,阻断了补体系统旁路的激活。这相当于切断了引发红细胞破坏的"开关",不仅减少了血液内红细胞被破坏(血管内溶血),还降低了血液外红细胞的损伤(血管外溶血)。与一些现有药物不同,它不会影响免疫系统的其他重要功能,因此更安全。盐酸伊普可泮胶囊每天服用两次,使用方便。盐酸伊普可泮胶囊的优势在于其口服形式和精准作用机制,为那些无法使用或效果不佳的患者提供了新的选择,标志着PNH治疗的新进展。这一药物的出现,无疑为广大PNH患者带来了更多的希望,进一步提高了患者的生活质量。

③联合化疗。

对于激素原发耐药、继发耐药或激素依赖的溶血不易控制、反复发作的骨髓增生良好的PNH患者,可采用化疗,利用正常克隆较PNH克隆耐受补体能力强,对造血生长因子反应好,正常造血恢复快的优势,使正常克隆逐步取代PNH克隆而达到治疗目的。

④异基因造血干细胞移植治疗。

在补体蛋白C5单抗应用之前,异基因造血干细胞移植治疗一般限于那些难治性、耐肾上腺皮质激素或有激素禁忌证的PNH患者。

适应证为有HLA相合的同胞供者,且满足以下条件:合并骨髓衰竭;难治性PNH,输血依赖性溶血性贫血;反复出现危及生命的血栓栓塞事件。

目前,上述情况均可通过补体蛋白C5单抗得以全部或部分控制,故最合适的移植适应证目前仍无定论。

⑤基因治疗。

目前PNH的基因治疗尚处于初期试验阶段。

综上所述,随着补体抗体新药的研发,造血干细胞移植技术的发展越来越成熟,一定会为PNH患者带来新的生存希望。

(陆军军医大学第二附属医院　高世春)

第七章
慢性病贫血

慢性病贫血,顾名思义就是患者本身患有一个慢性的疾病,同时又合并了贫血,也就是说这类患者发生贫血的原因是由本身存在的其他慢性疾病引起的。但现在所说的慢性病贫血,并不是指所有慢性疾病所伴随的贫血都归于此类,而是特指有炎性因子释放的慢性疾病。它包括了一些慢性的感染性疾病、自身免疫性疾病和肿瘤性疾病,由于炎症因子的释放,影响了铁调素的水平,最后引起贫血发生的慢性疾病。因此,也有人建议将这个疾病的名字改称为"炎性贫血"或"细胞因子介导的贫血",但目前均尚未得到公认。

7.1　慢性病贫血的病因

慢性病贫血(anemia of chronic disease,ACD)系指继发于慢性感染、自身免疫性疾病和恶性肿瘤的一组贫血,表现为红细胞寿命缩短、铁代谢障碍、炎症性细胞因子增多导致红细胞生成素减少,以及骨髓对贫血的代偿性增生反应抑制。有文献将这个疾病称为细胞因子介导的贫血。20世纪后期以来统称为慢性病贫血。

7.1.1 引起慢性病贫血的慢性疾病

①慢性感染性疾病。如肺脓肿、肺结核、亚急性感染性心内膜炎、骨髓炎、慢性尿路感染、盆腔炎、脑膜炎、慢性深部真菌病及艾滋病等感染性疾病,可能会造成慢性病贫血。

②自身免疫性疾病。如类风湿性关节炎、系统性红斑狼疮、风湿热、血管炎等,可能会造成慢性病贫血。

③恶性肿瘤。主要是各种实体肿瘤,如肺癌、淋巴瘤等,可能会造成慢性病贫血,但不包括肿瘤细胞直接浸润骨髓等导致的贫血。

7.1.2 慢性病贫血相关的发病机制

①细胞因子的作用。慢性病贫血患者的细胞免疫系统,在原有疾病的刺激下,发生了因细胞因子过度释放介导的复杂而广泛的反应。在明显增多的炎症性因子的内环境中,尤其是肿瘤坏死因子(TNF)、白细胞介素-1(IL-1)及干扰素(IFN)等的复杂作用,导致了红系的造血抑制,表现为促红细胞生成素(EPO)产生减少及骨髓对EPO反应迟钝;EPO产生减少还和一氧化氮产生增多有关。类风湿性关节炎患者还有白细胞介素-6(IL-6)升高,后者可使血容量增加而导致血液稀释。

②红细胞寿命缩短。因炎症反应导致吞噬细胞活性加强、细菌毒素、肿瘤的溶血素、血管损伤，以及患者发热对红细胞膜的损伤等因素，使红细胞寿命缩短（图7.1）。

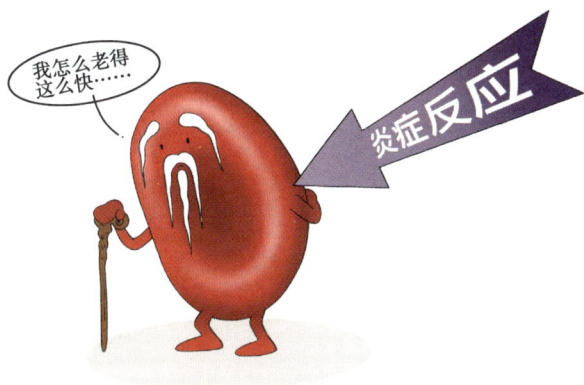

图7.1　红细胞寿命缩短

③铁代谢异常。研究发现，慢性病贫血患者铁代谢异常表现为血清铁减少、骨髓铁利用障碍，但巨噬细胞内铁明显增多。其机制可能是炎症因子刺激巨噬细胞激活后过度摄取铁。炎症时IL-1刺激中性粒细胞释放乳铁蛋白，后者易与铁结合导致转铁蛋白饱和度减低，慢性病贫血时幼红细胞膜上的运铁蛋白受体也减少，引起铁利用障碍。最近研究表明，慢性病贫血的铁代谢异常和铁稳态的调节激素Hepcidin（Hepatic bactericidal protein）有关，炎症性疾病时肝脏产生和分泌Hepcidin增多，十二指肠隐窝细胞和巨噬细胞表达有 β_2M-HFE-TfR1（β_2微球蛋白-遗传性血色病基因产物 HFE 蛋白-运铁蛋白受体1）复合物，Hepcidin通过血流作用于十二指肠隐

窝细胞和巨噬细胞的 $\beta_2M\text{-}HFE\text{-}TfR1$ 复合物,促使十二指肠隐窝细胞和巨噬细胞摄取铁增多,十二指肠隐窝细胞接收了铁过多的信息,从而使十二指肠上皮细胞的铁吸收减少,致低铁血症,而巨噬细胞却呈现铁过多(图7.2)。

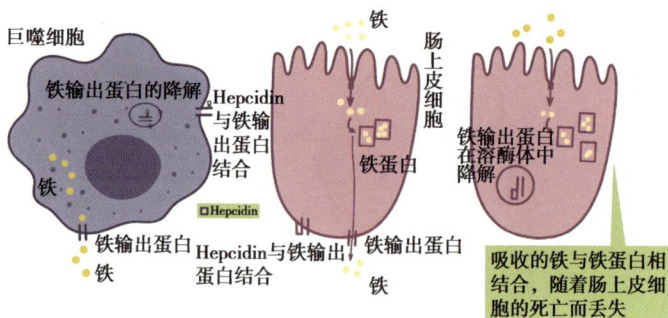

图7.2　铁代谢异常

(陆军军医大学第二附属医院　刘雨青,赵璐,孔佩艳)

7.2　慢性病贫血的临床表现及实验室检查

7.2.1　慢性病贫血的临床表现

慢性病贫血患者的临床表现主要为头晕、头痛、皮肤黏膜轻度苍白、低热,但可被原发基础疾病的症状掩盖,因而常常不会引起患者的重视(图7.3)。但这些疾病造成的失血、肾功能衰竭、药物致骨髓抑制及肿瘤侵犯骨髓引起的贫血则不属于本病的范围。

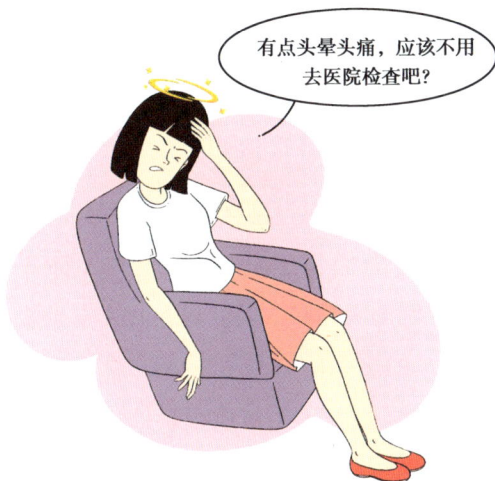

图7.3　慢性病贫血的临床表现

贫血症状一般在慢性感染、炎症或肿瘤性疾病发病的1～2个月后出现,患者的贫血的严重程度与其基础疾病存在相关性。如感染性疾病伴有显著的寒战、发热者,贫血的严重程度比无明显全身症状者明显加重。类风湿性关节炎等自身免疫性疾病的活动度也与贫血的严重程度有明显相关性。恶性肿瘤出现转移时,会加重肿瘤局限情况下的贫血严重程度。

慢性病贫血大多是轻度贫血和中度贫血,常为非进行性的;具有稀释性贫血的因素,和基础疾病严重度有关。慢性病贫血患者体检无特征性发现,诊断一般依赖实验室检查。

7.2.2　慢性病贫血的实验室检查有哪些?

①血常规和血细胞形态学检查。血常规检查可发现血红

蛋白水平降低,一般多为 70～110 g/L;但 20%～30%慢性病贫血患者的血细胞比容(HCT)可有显著降低。慢性病贫血患者红细胞形态为正细胞正色素性。小细胞性占 2%～8%,最多占 20%～40%,而红细胞低色素性改变可达到 23%～50%(慢性感染),44%～64%(癌症),甚至 50%～100%(类风湿性关节炎)。ACD MCHC 降低先于 MCV 减小,IDA MCV 减小先于 MCHC 降低。红细胞大小不一及异形在 IDA 中显著,但在 ACD 中不显著。MCV 的鉴别价值高于血清铁/总铁结合力,MCV < 72 fL 在 ACD 中甚罕见,而在 IDA 中很常见(MCV 平均 74 fL)。

②血清铁/总铁结合力(SI/TIBC)。典型 ACD:SI 降低,TIBC 降低,转铁蛋白饱和度(TS)正常或降低;典型 IDA:SI 降低,TIBC 升高,TS 降低。研究资料显示:TIBC 的水平在 IDA、ACD 及慢性病伴缺铁(CDID)三组中并无统计学显著性差异。

③骨髓铁染色。是鉴别 IDA 与 ACD 的金标准,IDA 和 CDID 骨髓可染铁缺如,而 ACD 骨髓可染铁增多,但铁粒幼细胞减少(5%～20%)。

④血清铁蛋白(SF)。SF 在 ACD 中升高,在 IDA 中降低,在 CDID 中 SF 可降低,但低到多少有助于诊断? 有人认为可将 SF 在 30～200 μg/L 时作为重叠标准,也有将 SF < 60 μg/L 作为 RA 贫血合并缺铁的诊断标准。上海华山医院应用"SF < 60 μg/L + 红细胞内铁蛋白 < 5 μg/细胞"作为类风湿性关节炎(RA)贫血伴缺铁的诊断标准,其准确度为 0.94。在慢性病贫血中区别缺铁和非缺铁的阳性似然比 SF 在 25～44 μg/L 时为最高。

⑤血清可溶性转铁蛋白受体(sTIR)。计算受试者工作特

征(ROC)曲线下的面积(AUC)来评价各种铁参数对鉴别ACD与IDA的诊断效率。不论在鉴别IDA与ACD或CDID与ACD的诊断中,sTIR的效率都居各项铁参数之首,和SF组成复合参数并没有提高鉴别效率。

⑥红细胞游离原卟啉(FEP)和锌原卟啉(ZPP)。它们在ACD中的升高程度不及在IDA中的,其用于鉴别诊断价值不大。

⑦血清红细胞生成素(sEPO)水平及O/P(logEPO)比值。ACD患者的测定值与该贫血Hb水平应有的EPO水平相比是降低的。

(陆军军医大学第二附属医院　刘雨青,赵璐,孔佩艳)

7.3 慢性病贫血的诊断标准

7.3.1 慢性病贫血的国内诊断标准

①患者多为轻至中度的贫血,常伴有慢性感染、炎症或肿瘤等基础疾病的相应症状。

②血清铁及总铁结合力均低于正常,转铁蛋白饱和度正常或稍低,这几项血清铁参数对于ACD的诊断具有一定的价值。血清铁常常在损伤或感染发生后的很短时间里即可下降。但是单独测定血清铁的临床价值不大,因为正常人每天血清铁的水平波动很大。转铁蛋白中度降低,其下降的速度比血清铁的下降速度慢,可能是由于转铁蛋白的半衰期(8~

12天)比血清铁的半衰期(90分钟)长。感染性疾病患者,一般在发病的24小时内出现血清铁降低,如果疾病在短期内好转,则血清铁又恢复正常,不会出现贫血。血清铁下降与基础疾病的严重程度有关。

③骨髓细胞铁染色显示红细胞内铁减少,而在巨噬细胞内铁颗粒增多:无代偿性的骨髓增生表现。骨髓检查最重要的价值是了解骨髓中的铁贮存情况,巨噬细胞内铁贮存增加,铁粒幼细胞减少,占幼红细胞的5%~20%(正常为30%~50%)。因此,血清铁水平和铁粒幼细胞计数下降而骨髓贮备铁增加是ACD的特征性表现。同时,合并铁缺乏者,巨噬细胞内含铁血黄素可减少。

④红细胞内游离原卟啉增多。

⑤血清铁蛋白(SF)水平高于正常。对于无潜在慢性病基础的患者,血清铁蛋白是反映体内储备铁状况的指标,然而对于ACD患者,应用血清铁蛋白判断体内铁储备时的标准应提高。

除了SF水平高于正常,ACD患者的血清铜也增高,这在很大程度上是由于血清铜结合蛋白(这种结合也称为血浆铜蓝蛋白)的水平增加所致,后者是一种急性时相反应蛋白。除了血浆铜蓝蛋白水平升高外,许多血清蛋白水平也会升高,如C反应蛋白、结合珠蛋白等。某些血浆蛋白的水平下降,如转铁蛋白,这是由于它在肝脏内的合成减少或循环中的寿命缩短所致。有研究发现,ACD患者血清白蛋白水平下降,血清白蛋白与转铁蛋白水平及贫血的程度呈良好的相关性。

7.3.2　慢性病贫血的国外诊断标准

国外对慢性病贫血的临床表现诊断和实验室检查,与国内的诊断标准相同。此外,促红细胞生成素(EPO)水平与贫血程度相当的缺铁性贫血相比,血清EPO水平是低下的。这可能是由于细胞因子及一些未知因素抑制了EPO的生成。ACD患者血清EPO的水平不随贫血的加重而增加,与红细胞比容相比,血清EPO的水平低下尤其严重。

总之,具有慢性感染、炎症或恶性疾病的基础,符合如下条件:轻~中度贫血,为正常细胞性或小细胞低色素性贫血,骨髓细胞增生水平和粒红比例正常,血清铁和总铁结合力同时减低,血清铁蛋白增高,骨髓巨噬细胞内的铁正常或增加,铁粒幼细胞数量减少,有铁利用障碍表现,可考虑诊断为ACD。

(陆军军医大学第二附属医院　刘雨青,赵璐,孔佩艳)

7.4　慢性病贫血的鉴别诊断

在诊断慢性病贫血时,必须注意和下述类型的贫血进行鉴别。

7.4.1　缺铁性贫血

慢性病贫血(ACD)是继缺铁性贫血(IDA)之后,被列为第

2 位的高发病率贫血,两者极易误诊。单纯性IDA和ACD的鉴别还比较容易,但要在慢性病患者中鉴别IDA与ACD则十分困难。如类风湿性关节炎(RA)贫血合并缺铁的患者,据国外统计可达27%,上海华山医院资料显示也占25%。由于两者治疗方法截然不同,因此鉴别诊断具有重要的临床意义。

7.4.2 稀释性贫血

慢性病尤其处于高度进展期的恶性肿瘤患者可发生稀释性贫血,但是真正可在临床上见到的慢性病伴有稀释性贫血的疾病主要是多发性骨髓瘤或巨球蛋白血症。诊断ACD时应注意和稀释性贫血鉴别。

7.4.3 其他类型的贫血

①恶性肿瘤相关的贫血除慢性病贫血外,还有恶性肿瘤细胞骨髓转移引起的骨髓病性贫血;抗肿瘤化疗引起的药物性巨幼细胞贫血和化疗后骨髓抑制引起的贫血;恶性肿瘤也可合并自身免疫性溶血性贫血。

②结缔组织病肾脏损害致肾功能不全可引起肾性贫血,结缔组织病也可合并自身免疫性溶血性贫血。

(陆军军医大学第二附属医院　刘雨青,赵璐,孔佩艳)

7.5 慢性病贫血的治疗措施

7.5.1 针对基础疾病的治疗

ACD的治疗主要是针对基础疾病,纠正基础疾病后贫血才能较好地得到改善。由于贫血常不严重且临床症状主要由基础疾病所引起,因此一般不需要对贫血进行特殊治疗。如贫血有严重症状,特别是老年患者宜输血。补充铁剂对ACD本身无效,仅适用于ACD伴缺铁时。

7.5.2 促红细胞生成素治疗

慢性病贫血在针对基础疾病治疗的同时,还可以应用促红细胞生成素来改善贫血的状态(图7.4)。根据病人的情况,促红细胞生成素一般是4 000~10 000单位,一周3次或者隔天

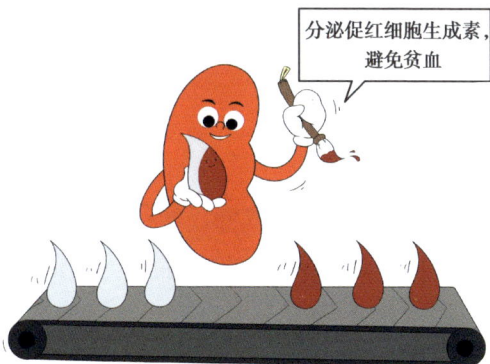

图7.4 促红细胞生成素治疗慢性病贫血

1次,可根据贫血的严重程度调整剂量。

7.5.3 针对贫血并发症的治疗

①贫血性心脏病的治疗。由于基础疾病的复杂性和慢性病程,患者长期严重贫血。这种情况一时难以得到很快纠正,就会使血液载氧能力明显下降,机体各系统供氧不足,心输出量增加,心脏负荷加重,导致心脏结构和功能异常,从而使患者出现心跳加快、呼吸困难、易疲劳等症状。因此,必要时按需输注红细胞还是非常重要的;而出现铁过载时则需要进行正规的祛铁治疗,否则也会加重心功能的异常(图7.5)。这样做对维持心脏功能的相对正常也十分必要。

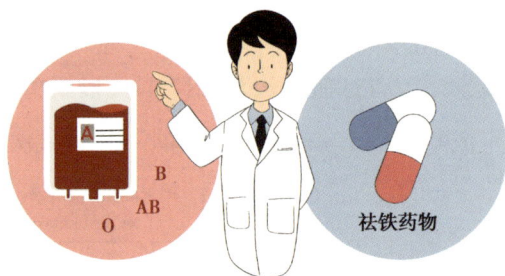

图7.5 祛铁治疗

②免疫力下降。各种导致慢性病贫血的基础疾病,如结缔组织病、慢性感染,多为长期的疾病,可导致免疫力下降,因此,也要注意防范继发感染,提升机体免疫功能。

(陆军军医大学第二附属医院 刘雨青,赵璐,孔佩艳)

第八章
肿瘤相关性贫血

8.1 认识肿瘤相关性贫血

贫血是人体外周血红细胞容量减少,低于正常值下限的一种疾病,临床上常用血红蛋白浓度来进行诊断。面色苍白、头晕、乏力、活动后疲乏明显,都可以是贫血的表现。

肿瘤相关性贫血(cancer-related anemia,CRA)是肿瘤患者常见的并发症之一。根据统计,有40%~90%的肿瘤患者在病程中会出现不同程度的贫血现象。肿瘤相关性贫血不仅仅是一个简单的血红蛋白水平下降的问题,它还直接关系到肿瘤的生长速度、患者的生活质量及治疗效果。

(陆军军医大学第二附属医院　姚洽)

8.2　解密贫血和肿瘤之间的复杂关系

8.2.1　肿瘤相关性贫血发生的原因

贫血和肿瘤之间存在着复杂的相互作用。首先,肿瘤的生长往往需要大量的营养物质,包括铁元素,这可能导致全身性的铁元素分布不均,从而影响红细胞的生成。其次,很多肿瘤还能够分泌某些炎症因子,例如肿瘤坏死因子α(TNF-α)和白细胞介素-6(IL-6)等,这些因子能够抑制骨髓中的红细胞生成,进一步加剧了贫血的症状(图8.1)。

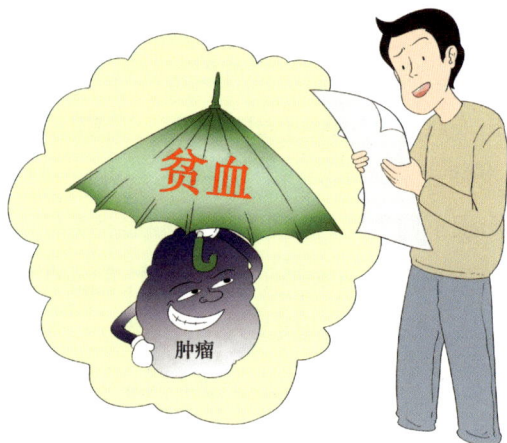

图8.1　贫血和肿瘤

国内相关调查显示,肿瘤患者贫血发生率约为60%,其中轻度贫血40%、中度贫血16%、重度贫血3.5%、极重度贫血0.5%。

贫血发病率较高的肿瘤分别为消化道癌、乳腺癌、肺癌等,发病率都在65%以上。

肿瘤合并贫血是一个临床上常见且复杂的问题,这种贫血可以分为肿瘤直接相关性贫血和肿瘤非直接相关性贫血两大类。

1.肿瘤直接相关性贫血

这类贫血主要与肿瘤本身或其治疗方法(如化疗和放疗)相关。肿瘤或相关治疗可能导致以下几种情况:

①造血功能障碍:化疗和放疗可能直接损伤骨髓,影响其正常的造血功能,导致红细胞数量减少。

②炎症反应:肿瘤引起的炎症状态可通过增加炎症因子如白细胞介素-1(IL-1)和肿瘤坏死因子(TNF),降低机体对促红细胞生成素(EPO)的反应,干扰铁的代谢和利用,从而引发功能性缺铁性贫血。

③营养缺乏:肿瘤患者可能由食欲减退、消化吸收功能障碍等原因,导致必需的造血营养素(如铁、叶酸和维生素 B_{12})摄入不足。

2.肿瘤非直接相关性贫血

例如,慢性或急性失血(如消化道出血),免疫性溶血(某些恶性肿瘤,如B细胞淋巴瘤患者可能产生自身抗体导致红细胞破坏)等因素可引起肿瘤非直接相关性贫血。

8.2.2 肿瘤相关性贫血对肿瘤患者的影响

贫血可对肿瘤患者抗肿瘤治疗的疗效、生活质量及生存期产生严重负面影响,而合理治疗贫血可以提高患者的生活质量和改善临床结果,因此,需要足够重视这个问题。美国国家癌症研究所(NCI)、世界卫生组织(WHO)及中国临床肿瘤学会(CSCO)都根据临床实践对贫血诊断及严重程度分级制订了诊断及分级标准(表8.1)。

表8.1 CRA严重程度分级(g/L)

	血红蛋白①	血红蛋白②	血红蛋白③
0级(正常)	正常值	≥110	正常值
1级(轻度)	100~正常值	95~110	90~正常值
2级(中度)	80~100	80~95	60~90
3级(重度)	65~80	65~80	30~60
4级(极重度)	<65	<65	<30

①美国国家癌症研究所标准;②世界卫生组织标准;③中国临床肿瘤学会标准。血红蛋白正常值:男性为>120 g/L,女性为>110 g/L。

近期的研究发现,肿瘤相关性贫血对肿瘤患者的影响是多方面的,主要包括:

①贫血加剧了肿瘤组织的缺氧,可刺激血管新生因子的增长,加快了肿瘤的增长速度。

②贫血还可能从多个方面增加肿瘤患者的总体死亡风险,如加剧肿瘤患者的临床不适症状,如乏力、头晕、睡眠障碍

和食欲不振等,尤其是有严重贫血的肿瘤患者。

由于贫血导致的乏力是持续性的,且存在与贫血程度之间非比例性的疲劳感,患者在休息后也难以获得明显缓解。因此,在肿瘤治疗期间,如果患者的血红蛋白水平低于 80 g/L,那么患者是否可以继续化疗以及是否需要其他治疗措施,都需要请主诊医生做合理的判断。

(陆军军医大学第二附属医院　姚浛)

8.3　肿瘤相关性贫血的主要治疗措施

临床对肿瘤合并贫血的患者,需要进行详细的临床诊断,并找出贫血的具体原因,及时开展对因和对症治疗。以下是针对不同原因贫血常用的3种治疗措施。

8.3.1　营养治疗:补充造血原料

肿瘤患者因营养不良或疾病本身影响,可能会出现造血原料(如铁、维生素 B_{12}、叶酸等)缺乏,从而导致贫血。因此,针对轻度缺铁性贫血,患者可以通过调整饮食来补充这些营养素,如增加富含铁质的食物(如红肉、绿叶蔬菜)。中重度贫血患者则可能需要口服或静脉注射补铁治疗,快速补充体内所需的铁元素。

8.3.2　促红细胞生成素治疗

促红细胞生成素(EPO)是一种主要由肾脏分泌的激素,负责促进骨髓生成红细胞。在炎症或化疗导致的贫血中,使用人工合成的EPO可以刺激骨髓更多产生红细胞。EPO治疗适用于非姑息治疗的实体肿瘤患者,特别是当血红蛋白水平低于100 g/L时。在开始EPO治疗前,需确保患者没有铁缺乏,必要时进行补铁治疗,以提高EPO治疗的效果。

8.3.3　输血治疗

输血是直接向患者体内输送红细胞,常用于处理严重贫血情况,比如患者血红蛋白水平低于60 g/L或存在严重贫血症状。此外,患有冠心病等重大心血管疾病或需要紧急进行放化疗的患者也可能需要输血。一般而言,只有血红蛋白水平降至70 g/L以下,才考虑开始输血治疗。

8.3.4　其他

2024年中国临床肿瘤学会发布的《中国临床肿瘤学会(CSCO)肿瘤相关性贫血临床实践指南(2024)》,在我国现有肿瘤相关性贫血临床治疗手段存在未满足的需求的背景下,参考了国际上的最新研究成果,纳入了新的治疗推荐药物——罗沙司他。罗沙司他是一款口服小分子低氧诱导因子脯氨酰羟化酶抑制剂(HIF-PHI),可在氧分压正常情况下,通过抑制脯氨酰羟化酶(PHD)活性稳定低氧诱导因子(HIF)的表达,从而促进内源性EPO表达。除此之外,罗沙司他还可以增加肠道对铁的吸收;下调铁调素水平,改善铁代谢紊乱,综合调控机体红细胞的生成。最新的研究结果显示,罗沙司他与促红细胞生成刺激剂(ESA)在纠正化疗引起的贫血方面表现出相当的疗效。同时,罗沙司他相较于ESA能显著降低红细胞输注的发生率;且在纠正贫血的同时,罗沙司他可能使更多患者更快达到有临床意义的血红蛋白水平。相较于ESA需要注射使用,罗沙司他作为口服药物的便利性可以提高患者治疗的依从性。

规范的诊断和治疗是解决肿瘤相关性贫血问题的前提,而现代药物的帮助使更多患者的血红蛋白能恢复到正常水平,让患者重新融入社会。

通过上述治疗措施,我们不仅能有效地改善肿瘤合并贫血的症状,还能根据患者的具体情况选择最恰当的治疗策略,从而更全面地提高患者的生活质量。因此,吃什么补血以及通过食疗补血只是其中的一小环。

(陆军军医大学第二附属医院 姚浛)

第九章
出血性疾病

9.1 认识出血性疾病

"出血"是我们日常生活中经常会发生的现象，正常人在几分钟内能够止血，然而有些人不能够自行止血。这类止血能力存在异常的情况，我们统称为出血性疾病。完整的血管壁、数量和功能正常的血小板、健全的血液凝固系统及纤溶系统组成了我们人体重要的防御系统，在它们的配合下人体完成正常的血液循环。因此，参与我们人体止血的血管壁、凝血因子和血小板，其中任何一个环节出现问题都会导致出血性疾病的发生，严重的出血还可能会危及生命。

9.1.1 出血性疾病的分类

根据发病是否存在基因的异常，出血性疾病可以分为遗传性出血性疾病及获得性出血性疾病两大类（表9.1）。根据发病的原因，出血性疾病又可以分为血管壁异常、血小板数量或功能异常、凝血系统异常、其他复杂的疾病所导致的四大类。

表9.1　出血性疾病分类

主要分型	疾病	疾病示例
获得性出血性疾病	血小板减少	免疫性血小板减少症、药物性、脾功能亢进、肿瘤骨髓浸润、血栓性血小板减少性紫癜/溶血性尿毒综合征
	肝脏疾病	肝硬化、急性肝功能衰竭、肝移植、促血小板生成素缺乏
	肾功能衰竭	—
	维生素K缺乏	吸收不良综合征、新生儿出血、抗生素治疗、营养不良、胆汁淤滞
	血液系统疾病	急性白血病、原发性血小板增多症
	获得性凝血因子抑制物	针对某种因子(如FⅧ、FⅤ及FⅩⅢ)产生了中和性抗体,获得性血管性血友病
	弥散性血管内凝血	急性(脓毒血症、肿瘤、外伤、产科并发症)及慢性(肿瘤等)
	药物性	抗血小板聚集药物(阿司匹林、氯吡格雷)、抗凝剂、溶栓剂
	血管性	单纯性紫癜、维生素C缺乏、过敏性紫癜、淀粉样变
遗传性出血性疾病	凝血因子缺乏症	血友病A、血友病B、其他少见凝血因子缺乏及血管性血友病
	血小板降低或功能异常	血小板无力症、巨血小板综合征、贮存池病、遗传性血小板减少症
	纤维蛋白溶解异常	α2-抗纤溶酶缺乏症、纤溶酶原激活抑制因子1(PAI-1)缺乏症
	血管性	遗传性毛细血管扩张症
	胶原组织病	埃勒斯-当洛斯综合征(Ehlers-Danlos syndrome)

9.1.2　出血性疾病的表现

不同类型的出血性疾病有相对特征性的出血表现：

①鼻出血是血小板疾病及血管性血友病最常见的临床症状。在毛细血管扩张症的患者中鼻出血也比较常见，且常常随着年龄的增长而逐渐加重。在正常的儿童患者中鼻出血也不少见，但是一般在青春期前即可缓解。单个鼻孔的反复出血往往提示局部血管问题，而不是出血性疾病。

②牙龈出血也是血小板疾病及血管性血友病常见的表现。正常人在使用较硬的牙刷刷牙或者洁牙时也偶尔会出现牙龈出血，牙龈炎也是正常人群出血常见的原因。

③口腔黏膜血泡是血小板严重减少的常见表现。在牙齿能够摩擦到颊黏膜的部位常常更容易出血。

④皮肤出血中瘀点及瘀斑是常见的出血形式，也是出血性疾病常见的临床表现。正常人也可能会出现皮肤出血，女性常多于男性。女性常常主诉出血症状的严重程度随着月经周期而变化。

⑤拔牙是最常见的可以用来评估出血危险性事件。拔除磨牙比其他类型拔牙更能考验止血系统的功能状态。过度出血时需要输血，或者填塞及缝合拔牙位点等。

⑥咯血在出血性疾病中并不多见，即使在重型出血性疾病中，也很少见。患者出现血性痰时，上呼吸道感染引起的出血可能性更大。

⑦在出血性疾病中，呕血症状比较少见。虽然一些出血

性疾病也会出现呕血,但往往是多因素的,如肝脏合成能力缺陷、食管胃底静脉曲张或服用阿司匹林等。

⑧血尿在血友病患者中可能出现,但是其他原因如泌尿生殖系统感染,也可能出现血尿。因此,需要鉴别血尿的原因。

⑨正常人群中直肠出血最常见的原因是痔疮。血管性血友病及血小板功能性疾病会加重其他疾病引起的直肠出血,如憩室、痔疮、血管畸形。黑便在出血性疾病中比较少见,但是反复出现的黑便也提示出血性疾病的存在。

⑩月经量增多是伴有血管性血友病或者血小板疾病女性的常见症状。一般月经天数超过7天或者有3天的月经量很大,则考虑为月经量过多。

⑪分娩时的过度出血在出血性疾病患者中比较常见,必要时需要输血支持治疗。

⑫习惯性流产常见于纤维蛋白原异常、凝血因子XIII缺乏及抗磷脂抗体综合征。

⑬关节出血是血友病的主要临床特征,在遗传性凝血因子VII缺乏症及3型血管性血友病中也比较常见,但是在其他出血性疾病中并不多见。

⑭术后出血是出血性疾病常见的症状,尤其是在局部纤溶亢进的组织中,例如泌尿系统、鼻腔、扁桃体及口腔这些部位更加容易出血。

⑮重型血友病及血小板无力症患者在包皮环切术后会过度出血,常常是患者的首发症状。

⑯新生儿脐带残端出血是凝血因子XIII缺乏及先天性无纤维蛋白原血症的特征性表现。

9.1.3　出血性疾病的治疗

出血性疾病的种类繁多,不同疾病的发病原因及发病机制各有不同。因此,出血性疾病的治疗方法也各有不同。一般来说,出血性疾病的治疗可以分为两类。一是针对出血的治疗,即止血治疗,目的是使患者出血停止,避免持续出血引起严重后果,甚至危及生命。二是继发于其他疾病时针对病因的治疗,例如弥散性血管内凝血的原发病及获得性血友病的免疫抑制治疗等。某些遗传性出血性疾病,如重型血友病,目前无法治愈,但是治疗上也不应仅限于止血治疗,而要更加注重预防出血的治疗,以防止长期反复出血导致的肌肉骨骼并发症。

（中国医学科学院血液病医院　薛峰,代新岳）

9.2　伤口的止血机制

在我们的皮肤下面,分布着密密麻麻的血管。正常情况下,这些血管就像一根根内壁光滑的运输管道,机体通过这些管道将人体所需的原材料运送到各大"建筑基地"。为了保证这个管路系统的正常运转,有两组非常重要的维修工程队进行24小时的巡逻。其中一组叫作"血小板",另一组叫作"凝血因子"。当我们的身体受到伤害时,皮肤下的血管会出现破损,发生出血。这个时候,两组维修队就会迅速赶往一线,修补管道。维修队中的血小板就像砂石,用身躯堵住破口;凝血因子就像水泥,进一步对砂石堆进行加固,形成类似混凝土的纤维蛋白团块,封闭血管破口,完成止血任务(图9.1)。

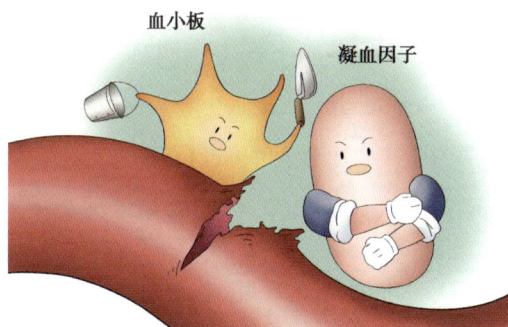

图9.1　血管修复模拟图

9.2.1　你看懂身体发出的这些信号了吗?

当我们的身体明明没有磕碰却频繁出现皮肤瘀斑,明明没有受伤却反复发生鼻出血或者牙龈出血时,这就是身体在给我们发出抗议信号——控告血管维修队工作不力!这个时候,我们就需要通过抽血检测,检查我们血管系统的维修工程队在哪个环节出了问题。

9.2.2 维修工程队之血小板——血管修补的一块砖，哪里需要哪里搬

血小板作为血管修补的砂石，他们身体力行着"哪里坏了去哪里的观念"！

一旦有伤口出现，血小板是第一个赶赴的工程兵，他们聚在一起，用身躯填补破口。因此，如果体内血小板数量太低或者质量有问题，血管的漏洞修复工作就会进行得很慢，很容易造成身体流血不止。对血小板工作团队的检查包括两个方面。一方面是检查兵力——看血小板数量是否合适。通常可以通过血常规中的"血小板计数"进行检查。正常人体中血小板的兵力布防约有$(100 \sim 300) \times 10^9 /L$，如果兵力不足，就会导致缺口修复过程缓慢，引起机体出血时间延长甚至无法止血；如果兵力过剩，破口处由于汇聚了过多的砂石，引起管路阻塞，从而增加血栓形成的风险。另一方面是检查战斗力——看血小板功能是否正常。如果血小板数量没有问题，但全是一群没有战斗力的乌合之众，在管路破损后仍然无法快速地完成修补工作。这个方面的检查可以通过"血小板功能实验"完成。只有兵力布防合适，战斗力良好的血小板团队才能在血管破损后，及时有效地完成砂石围堵破口的任务！

9.2.3 维修工程队之凝血因子——胶结砂石的水泥

仅仅只有血小板堆砌堵塞破口的工程并不可靠，这个时

候就需要另外一组维修工程队出场了,它们就是血浆中的凝血因子——胶结砂石的水泥。这些凝血因子大部分持续地由肝脏合成后释放到血管系统,和血小板一起肩负起维修血管的重任!

凝血因子团队由老大到老十三共12个队员组成(注意没有老六哟)。正常情况下,除了老三"组织因子"作为哨兵布防在身体各处外,其余凝血因子都以便衣的形式(无活性)潜伏在血浆中。当身体某个部位受伤,伤口处的哨兵——组织因子便立即吹响战斗的号角:血浆中的各个凝血因子得到信号后便立即赶赴战场,依次脱去便衣(转为活性状态)投入战斗模式。各个凝血因子队员间手拉手排列布阵,一旦某个或者某些因子缺乏,就会导致阵法形成失败,无法形成类似坚固混凝土的纤维蛋白团块,或者即使形成了,也是没有防御力的豆腐渣工程。

凝血四项检测就是通过体外"模拟演练"的方式检查机体凝血因子团队的战斗力。为了方便筛选出问题队员,人们将体内整体凝血战场分成三条战线:由老三召集老七的外源凝血战线,由老十二率领的内源凝血战线,由老五、老十一起引领的共同凝血战线。PT(凝血酶原时间)是检测外源凝血战线的手段,如果单独的PT延长,往往提示我们外源凝血战线上的兵力出现了问题。APTT(活化部分凝血活酶时间)是检测内源凝血战线的手段,如果是单独的APTT延长,往往提示我们内源凝血战线上的兵力出现了问题。如果PT、APTT同时延长,就提示我们共同凝血战线上的兵力出现了问题或者内源、外源两条凝血战线都被攻破。这个时候,我们需要进一步通过"凝血因子活性检测"来查看具体是哪个岗位的兵力布防出现了问题。

9.2.4 凝血检测前病人需要注意什么?

为了保证检测结果的准确性,在凝血检测前患者需要将正在使用的可能影响凝血功能的药物准确地告知医生,以便医生选择合适的采血时机,以及综合地分析凝血检测报告。抽血前避免高脂高油饮食,保持安静状态,避免剧烈运动以及情绪紧张。

(重庆医科大学附属第二医院 陈红)

第十章
常见出血性疾病

10.1　血友病

　　世界上有这样一群人,稍有不慎便出血不止,如果得不到及时治疗便可能危及生命。这个特殊的群体就是通常所说的凝血因子Ⅷ或Ⅸ缺乏所致的血友病A/B患者,人们又形象地称他们为"伤不起的玻璃人"。

　　说到血友病,我们还得从英国皇族讲起。时间要追溯到19世纪,维多利亚女王一世是血友病基因携带者,当时,因皇族间的联姻,维多利亚女王的基因从英国皇族传到了俄国、西班牙等欧洲皇室,其后代中产生了多个血友病患者(当时也仅知道它是一种出血病)或携带者。后来研究证实,英国维多利亚女王便是该病的起源,其家族是有名的血友病家族(图10.1)。因此,血友病也有一个高贵的名字,即"皇族病"。

　　血友病其实是一种罕见的遗传病。致病基因存在于X染色体上,遗传方式为性连锁的隐性遗传。血友病分为两种:血友病A,也叫作遗传性凝血因子Ⅷ(FⅧ)缺乏症;血友病B,也叫作遗传性凝血因子Ⅸ（FⅨ）缺乏症。两者均由相应的凝血因子基因缺陷所致。在血友病患者中，患有血友病A的占绝大多数，为80%~85%；患有血友病B的较少，为15%~20%。患者绝大多数为男性，女性多为基因携带者，女性患者罕见。

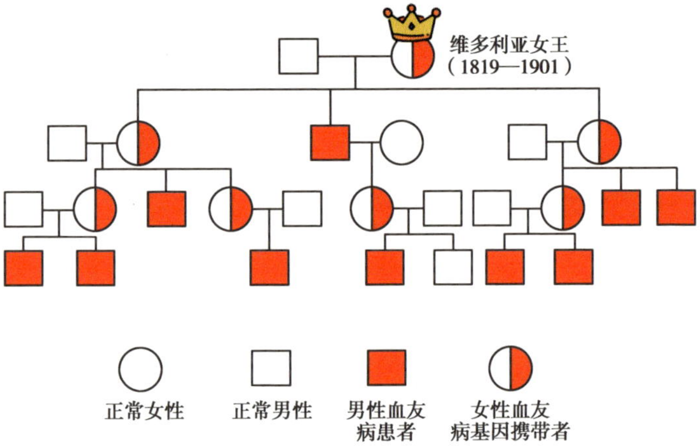

图10.1　维多利亚家族血友病遗传图

10.1.1　血友病的临床表现

常无任何诱因和先兆出现的自幼反复发生的出血，或轻微外伤、术后出血不止，这些是血友病患者最常见的表现，其轻重程度与所缺凝血因子Ⅷ或Ⅸ的促凝活性密切相关。典型的出血常见于凝血因子活性水平非常低的患者。如果要准确判断病情轻重，就需要了解凝血因子活性水平，以便更好地指导治疗。因此，根据凝血因子活性，血友病的类型可分为重型、中间型及轻型，见表10.1。

表 10.1　血友病 A/B 临床分型

临床分型	凝血因子活性	出血症状
轻型	5%～40%	大手术/外伤可致严重出血,罕见自发性出血
中间型	1%～5%	小手术/外伤后可有严重出血,偶有自发性出血
重型	＜1%	肌肉或关节自发性出血

常见的出血部位如下:

1.关节出血

关节出血是血友病最常见的症状(占 70%~80%),也是血友病患者致残的主要原因。多见于重型血友病患者。负重关节是最常累及的关节,其次为膝关节,再次为肘关节、踝关节、肩关节、腕关节、髋关节。血友病反复关节出血可致血友病性关节炎。关节内反复出血若不及时止血,且持续 6 个月以上,则会出现关节软骨甚至骨质的进行性破坏,关节纤维化、僵硬、畸形,肌肉萎缩,从而导致关节功能丧失。

2.肌肉出血和血肿

肌肉出血和血肿也常见于重型血友病患者,发生概率仅次于关节出血。出血部位呈随机性,但常见于负重肌群。有的血肿压迫可引起局部组织缺血损伤和纤维变性,若在手臂可引起手挛缩,若在小腿可引起跟腱缩短;腰肌血肿可引起下腹部疼痛;血肿压迫还可导致受压神经支配区域感觉障碍和肌肉萎缩;颈部血肿可引起上呼吸道梗阻,导致呼吸困难,甚至窒息死亡。因此,血肿出现在不同的部位,会导致各种不同的并发症,需要及时处理。

3. 皮肤、黏膜出血

由于皮下组织、舌、口腔黏膜、牙龈等易于受伤,虽不是血友病的特征性表现,但也是血友病易见的出血部位。皮肤、黏膜出血也多见于重型血友病患者,这类出血多发生于轻微创伤或拔牙等小手术后,严重时可表现为持续渗血。幼儿血友病患者常见头部碰撞后出血或形成血肿。

4. 内脏出血

内脏出血主要见于重型血友病患者,轻型血友病患者如果没有合并外伤或其他疾病,内脏出血很少发生。常见的有泌尿道出血(血尿)、消化道出血(黑便或鲜血便)和呼吸道出血(咯血)。神经系统出血(脑出血)在血友病患者中相对较少见,但一旦发生却是血友病致死和致残的重要原因。

5. 血友病性假肿瘤

血友病性假肿瘤是发生在血友病患者中的一种少见但严重的并发症,本质是发生在肌肉或骨骼的被囊性包裹的血肿。这种疾病通常是由血友病患者发生出血后凝血因子替代治疗不充分、不及时,长期慢性出血而导致的。如果血友病病史被忽略,则容易被误诊为某些实体肿瘤,尤其需要重视。

10.1.2　哪些线索有助于尽快确诊血友病？

如果患者为男性，从小反复出现轻微外伤或术后异常出血或自发性出血，到医院检查凝血及血常规仅有 APTT 延长而其他正常，那么就应高度怀疑患有血友病，需做进一步检查，包括凝血因子活性检测、血管性血友病因子抗原或活性测定及 APTT 纠正试验。若仅为单一 FⅧ活性或 FⅨ活性降低且 APTT 纠正试验可被纠正，可确定为血友病 A 或血友病 B。

另外，基因检测有助于发现血友病患者基因突变位点和形式，为某些不典型的血友病及家系检测、产前诊断等提供依据，并可用于遗传咨询及判断患者抑制物产生风险。因此，建议血友病患者及家族尽量去做相关基因检测。

10.1.3　血友病为什么需要综合救治？

血友病为遗传性出血性疾病，目前还无法进行彻底根治，其疾病特点决定了患者终生都需要规范化诊治及管理。血友病患者需要便捷就医、合理诊治、规范化指导及管理，最好的途径是到就近的血友病中心接受综合关怀团队的诊疗与随访。血友病的综合关怀包括血友病的诊断、治疗、并发症或合并症的处理等多学科的协作行为，可促进患者的身心健康和提高社会参与度及生活质量，同时降低并发症、残疾率及病死率，对患者个人、家庭及社会均有重大意义。

10.1.4 有哪些检查方法可以客观反映血友病患者病情?

在血友病的诊疗过程中,应定期对患者的出血频率、凝血因子抑制物、血液传播性病毒及影像学检查、关节功能、生活质量等进行评估。患者出血频率反映的是其临床症状及出血表型,关节超声等影像学检查反映的是关节结构,而血友病关节健康评分(HJHS)则反映患者的关节功能状态,生活质量评分体现患者的生活状态。采用以上四结合的原则对患者进行评估才能更客观地反映血友病患者疾病状况,同时为患者制订或调整个体化治疗方案以及处理关节病变、指导康复训练等提供依据。

10.1.5 血友病患者发生急性出血时第一时间要做什么?

血友病患者若发生急性出血,为避免延误治疗,可以在综合关怀团队的指导下第一时间到就近的医疗机构接受凝血因子替代治疗或在家里进行凝血因子注射,同时应尽早对出血关节实施 RICE 疗法(具体指 rest 休息、ice 冰敷、compression 压迫、elevation 抬高)(图 10.2),可早期减轻局部肌肉出血、缓解关节疼痛。对表面创伤、鼻或口腔出血可局部压迫止血。若经过以上处理仍未好转,需尽快就近到血友病中心诊治。

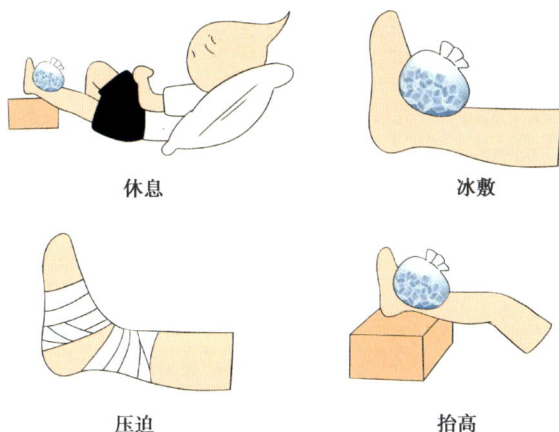

休息　　　　　　　　　冰敷

压迫　　　　　　　　　抬高

图 10.2　对出血关节实施 RICE 疗法

10.1.6　预防治疗是血友病治疗最重要的环节

　　目前,血友病最有效的治疗措施是替代治疗,其中预防治疗是其中最重要的组成部分。预防治疗是指为了防止出血而定期给予的规律性凝血因子替代治疗,是以维持正常关节和肌肉功能、防止残疾、实现与正常人有可比性生活质量为目标的治疗。预防治疗宜早不宜迟,目前推荐在发生第一次关节出血或严重肌肉出血或颅内出血或其他危及生命的出血时就应开始预防治疗。越早开始预防治疗,患者获益就越大。对患者来说,任何类型的预防治疗均优于按需治疗。在预防治疗实施过程中需要注意一些细节,比如用药剂量、频次、时间点、运动方式及康复、手术需求、血型、药物代谢动力学等,制订个体化的治疗方案,方可使预防治疗达到最大化获益。

10.1.7　预防治疗的推荐方案

目前世界血友病联盟推荐的预防治疗方案主要有以下两种：①大剂量方案：输注凝血因子，每次 25~40 IU/kg；②中剂量方案：输注凝血因子，每次 15~30 IU/kg，血友病 A 每周给药 3次，血友病 B 每周给药 2 次。在以上推荐方案中，预防治疗的剂量越大，出血的概率就会越小，临床结果就越好。我国目前建议根据患者实际情况尽量采用以上预防治疗方案。

10.1.8　血友病有了抑制物该怎么办？

抑制物是血友病患者对"外来入侵者"（输注的凝血因子）产生的保护性抗体；该抗体会与再次输注的凝血因子结合，抵挡补充的凝血因子发挥疗效，降低止血作用。抑制物是血友病患者输注凝血因子后产生的最严重并发症。尤其是血友病 A 患者，其发生率在 20% ~ 35%。一旦产生抑制物，会导致患者的病死率及治疗费用的明显增加。

血友病一旦产生抑制物，其治疗就包括以下两部分：止血治疗和清除抑制物治疗。止血治疗需根据抑制物滴度、免疫反应性及出血严重程度等选择药物，最常用的是旁路途径制剂，如重组人活化凝血因子Ⅶ（aFⅦ）或人凝血酶原复合物（PCC）。清除抑制物治疗非常复杂，患者应该在具有专业技术、富有临床经验的血友病治疗中心接受治疗。免疫耐受诱导（ITI）是目前主要的清除血友病伴抑制物的治疗方案，血友病A患者一旦出现抑制物,ITI治疗宜早不宜迟。

10.1.9　产生抑制物的原因有哪些?

抑制物产生跟很多因素有关。首先,与血友病的严重程度及类型相关,其主要发生在重度血友病患者中,而在中度或轻度血友病患者中较罕见。而血友病A产生抑制物的风险远远高于血友病B。其次,跟暴露日密切相关,在第10~20个暴露日时风险最高,而绝大多数患者在第50~75个暴露日内产生抑制物,这意味着,抑制物主要发生于重度血友病儿童患者,也可发生于此后年龄段未频繁接受治疗的轻度或中度血友病患者。增加抑制物产生风险的其他因素包括:抑制物家族史;严重基因缺陷(凝血因子Ⅷ/Ⅸ基因几乎完全缺失或其结构几乎完全被破坏);非洲血统;前50个暴露日内接受高剂量凝血因子强化治疗。另外,接受早期预防治疗的血友病患者抑制物产生风险明显低于按需治疗。

10.1.10　什么时候需进行抑制物检测?

以下情况,抑制物发生风险较高,需进行抑制物监测:
①凝血因子替代治疗效果变差。
②规范预防治疗时出血频率增加或靶关节仍有出血。
③高强度输注凝血因子后。
④接受手术前。

⑤术后凝血因子替代治疗效果不佳。

⑥未经治疗的血友病患者前50个暴露日。

⑦对FIX过敏的血友病B患者。

10.1.11 怎样为血友病家庭进行生育指导?

血友病A和血友病B是典型的性染色体(X染色体)隐性遗传疾病,病变基因位于X染色体上,含有缺陷基因的男性则为血友病患者;接受父亲具有致病基因X染色体的女儿,临床上常无症状,称为隐性携带者。那么,血友病的遗传规律有哪些呢? 可有以下4种情况:

①男性血友病患者与正常女性所生男孩均为正常,而所生女孩均为携带者。

②女性携带者与正常男性所生的男孩有50%机会为血友病患者,所生女孩则有50%机会成为致病基因携带者。

③女性携带者和男性血友病患者所生男孩有50%机会是血友病患者,所生女孩要么是致病基因携带者,要么就是血友病患者。

④女性血友病患者与男性血友病患者所生的孩子,无论男女均为血友病患者。

根据以上遗传规律,医生可为血友病家庭做好生育指导(图10.3),尽量避免血友病患儿出生,帮助每个家庭都能生育健康正常的宝宝!

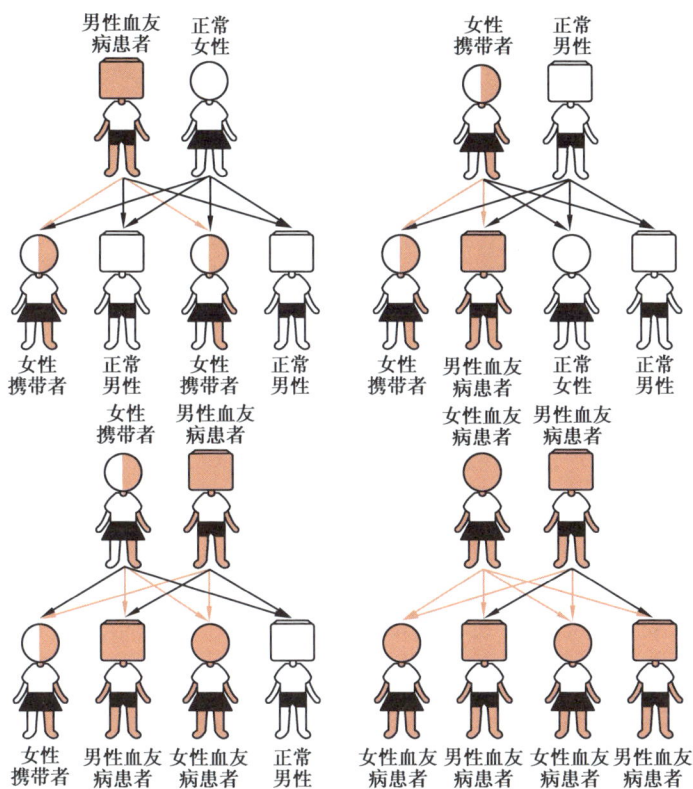

图 10.3 血友病家庭的生育指导

（重庆医科大学附属第二医院 陈姝;绘图 莫婷婷）

10.2 血管性血友病

20世纪20年代,在美丽的芬兰的一个13口人的大家族中,有5人都出现了奇怪的现象,一个经常鼻出血,一个经常牙龈出血,一个拔牙后流血不止,一个月经量过多,还有一个经常尿血。当地的医学专家埃瑞克·冯·维勒布兰德(Eric von Willebrand)觉得这跟血友病很类似,但是5名患者中有3名为女性,并且都没有关节出血,这又与传统的血友病不相符,故暂时将其称为遗传性假性血友病。后来,经过科学家的潜心研究,发现这是机制完全不同于传统血友病的另一种出血性疾病,它被称为血管性血友病。

10.2.1　什么是血管性血友病?

血管性血友病是由基因突变,导致体内一种叫作血管性血友病因子(VWF)的物质出现缺陷所引起的出血性疾病。因此,要认识血管性血友病,那得先从血管性血友病因子说起。血管性血友病因子就像我们身体中的"小救护队员",当身体遭受损伤出血时,"小救护队员"会迅速赶到受伤的地方,介导血小板黏附在血管受损部位,使血小板聚集在一起形成血小板血栓,堵住出血口。此外,在血液凝固过程中起着重要作用的凝血因子Ⅷ的稳定离不开血管性血友病因子的保护。我们可以将血管性血友病因子想象成一辆卡车,凝血因子Ⅷ则是卡车上运载的货物,如果没有卡车的运输,货物很可能会丢失,血管性血友病因子确保了将凝血因子Ⅷ安全运送到血管受损部位,让其发挥作用。因此,当血管性血友病因子缺陷时,血液凝固就会出现问题,出现各种出血或不易止血的情况,这就是我们所说的血管性血友病。

10.2.2 血管性血友病的类型和症状

血管性血友病分为3种类型：1型最多见，血管性血友病因子数量常常低于正常水平；2型是血管性血友病因子功能缺陷，而血管性血友病因子数量降低或正常；3型罕见，患者具有很少或根本没有血管性血友病因子。我们可以将血管性血友病因子看作工厂所生产的产品，1型和3型就好比产量轻度或重度减少，而2型则类似于生产出不能正常工作的残次品。对患者来说，不同的分型意味着出血症状轻重的不同，1型一般较轻微，2型居中，3型最严重。本病患者自幼发病，以各个部位的出血表现为主，最常见的是反复出现皮肤瘀青、鼻出血、牙龈出血和小伤口血流不止（图10.4），受伤后、牙科手术后或外科手术后的过度出血也较为常见，严重的类型还可发生胃肠道出血、尿血，关节、肌肉出血少见。此外，女性患者通常存在月经量较多以及由此引起的缺铁性贫血，产后出血量也会增多。

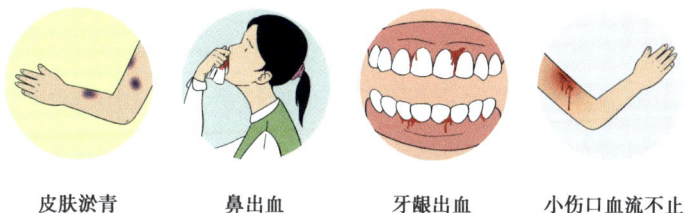

皮肤瘀青　　鼻出血　　牙龈出血　　小伤口血流不止

图10.4　血管性血友病的常见出血表现

10.2.3 如何诊断血管性血友病?

当有异常出血时,应尽快前往血液专科就诊。经过详细的病史询问和体格检查后,医生如果初步考虑患者患有出血性疾病,则需要进行抽血化验以便进一步确诊。血管性血友病的实验室检测比较复杂。首先,凝血常规筛查,在报告中会发现活化部分凝血活酶时间延长。其次,凝血常规检测,会发现血管性血友病因子水平或活性降低,同时还常伴有凝血因子Ⅷ活性不同程度降低。最后,如果想要明确分型,则需要完善血小板聚集实验、多聚体分析、血管性血友病因子与凝血因子Ⅷ结合活性等一系列检测,但目前国内多数医院未能常规开展。近年来,随着基因测序技术的普及,基因检测成为诊断血管性血友病的有效手段,其对于患者的遗传咨询以及产前诊断也有重要意义。

10.2.4 如何治疗血管性血友病?

血管性血友病的治疗主要包括药物止血和补充血管性血友病因子两大部分。常用的止血药物有氨甲环酸、氨基己酸、氨甲苯酸等。对于经期出血量多的女性患者,采用激素疗法,如口服避孕药,可有效减少经期失血量。去氨加压素可促进体内血管性血友病因子的释放,但并非对所有患者都有效,使用前需完成相应测试。临床上,医生常通过输注血浆、冷沉淀来提高血管性血友病因子水平和活性来止血。血浆源性及重组人血管性血友病因子浓缩制剂也已经面世,为血管性血友病患者的治疗带来了新的方法,如可以则为治疗的首选。

10.2.5　血管性血友病患者日常注意事项

血管性血友病患者,需要注意以下事项(图10.5)。

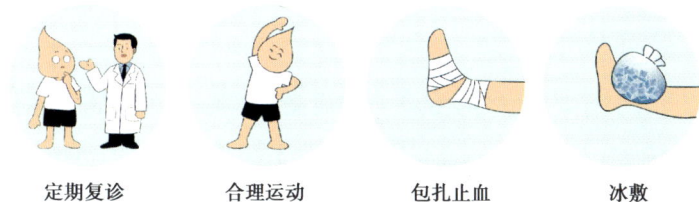

定期复诊　　　合理运动　　　包扎止血　　　冰敷

图 10.5　血管性血友病患者的注意事项

1.及时就诊与定期复诊

当出现出血症状时,应及时就诊并遵医嘱进行相应治疗,同时还需按照医生的建议定期复诊,这有助于医生熟悉病情,及时调整治疗方案,避免出现并发症。

2.合理运动

出血较轻的患者可以进行慢跑、爬楼等轻度的运动,但运动时应避免受伤;反复出血者应避免体力劳动;所有患者如果无条件行较高因子的替代治疗,都应避免剧烈运动,如快跑、打篮球、踢足球等。

3.饮食均衡

饮食均衡可以为身体提供充分的营养支持,维持健康状态。注意尽量不要吃坚硬食物,如骨头、肉干、坚果等,避免损伤消化道黏膜从而引起出血。

4.应急措施

建议患者学会简单的应急措施,如包扎止血、冰敷等,以便及时控制出血症状,避免病情加重。

5.遗传咨询

对于有家族遗传史的人群或者患者生育前,可以进行遗传咨询和基因检测,以提高优生概率,减轻家庭及社会的负担。

此外,女性血管性血友病患者还需注意,一旦怀孕,应立即前往产科就诊,以便产科医生与血液专科医生合作,在怀孕和分娩时提供最佳的治疗。

10.2.6　血管性血友病与血友病有何不同?

血管性血友病和血友病是两种完全不同的疾病,它们的发病机制和遗传方式不同。血管性血友病是由血管性血友病因子异常导致发病,而血友病则是由凝血因子Ⅷ或Ⅸ缺乏导致发病。血管性血友病的出血症状通常较轻,主要为皮肤黏膜出血;而血友病的出血症状较重,以深部关节或肌肉出血为典型表现。遗传方式上,血管性血友病为常染色体遗传,即男女均可发病;而血友病是X染色体连锁隐性遗传,患者一般为男性,女性多为无症状携带者。

虽然目前血管性血友病仍无法治愈,但我们不需要过度惧怕。本病严重程度一般要低于其他出血性疾病,多数患者出血症状轻微,生活质量和寿命基本不受影响。即使是出血症状较重的患者,只要接受正规的诊治和适当的预防措施,就能降低出血频率,从而维持正常的生活质量和工作。

（宜宾市第二人民医院　罗婧媛,

重庆医科大学附属第二医院　陈姝）

10.3　获得性血友病 A

获得性血友病 A 是既往没有出血史和血友病家族史的患者,血液中产生凝血因子Ⅷ（FⅧ）抑制物（或者称为抗体）,导致体内原有 FⅧ 活性降低的获得性出血性疾病。患者出血表现差异较大,可有严重出血或者轻微出血甚至没有出血。这种疾病每年的发病率约有 1.5/100 万。近些年,获得性血友病 A 的患者受到越来越多的关注,主要是因为随着诊疗水平的提高,更多的患者得到确诊。获得性血友病 A 患者治疗成功的关键是早诊断早治疗。如果患者不能及时诊断治疗,则会出现颅内出血、咽喉部出血及胃肠道等部位出血,从而可能危及生命。

10.3.1　什么人容易患获得性血友病 A?

获得性血友病 A 最多见于 60 岁以上人群及围产期的育龄女性,其他各年龄段也都可以发生,但儿童罕见。半数的患者有基础疾病,如自身免疫性疾病、恶性肿瘤、感染等。育龄女性患者多发生于妊娠期或产后1年内。

10.3.2　获得性血友病A的临床表现

获得性血友病A的临床表现为出血,最常见的是皮下出血(图10.6),其次是肌肉出血。另外,还包括胃肠道、泌尿生殖系统、腹膜后和颅内出血等,关节出血少见。少数患者没有明显出血表现,只是在其他原因检查凝血功能时发现异常,表现为活化部分凝血活酶时间(APTT)延长,之后进一步诊断才知道自己患了获得性血友病A。

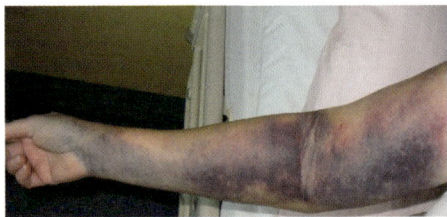

图10.6　一例获得性血友病A患者静脉穿刺后皮下出血

10.3.3　如何诊断获得性血友病A?

获得性血友病A患者APTT延长,而凝血功能检测中的其他指标和血小板计数都是正常的。确诊需要检测凝血因子及抑制物。获得性血友病A患者的FⅧ活性降低,抑制物滴度≥0.6 BU/mL。在不能检测凝血因子及抑制物的医院,医生可以结合 APTT 纠正试验、病史及出血表现初步诊断,并对危及生命的严重出血进行及时治疗。条件允许的情况下尽快向能确诊的医院转诊。

10.3.4 如何区分血友病 A 伴抑制物的患者和获得性血友病 A 的患者?

单次凝血因子及抑制物的实验室检测结果并不能区分两种疾病,需要结合病史、出血表现等来鉴别。两种疾病的比较参照表10.2。

表 10.2 获得性血友病 A 与血友病 A 伴抑制物的比较

特点	获得性血友病 A	血友病 A 伴抑制物
年龄与性别	中老年为主,男女均可发病	青年发病居多,男性发病
病因	约半数患者存在基础疾病或危险因素	遗传和非遗传因素
抗体类型	针对内源性凝血因子Ⅷ的自身抗体	针对外源性凝血因子Ⅷ的同种抗体
抗体动力学	Ⅱ型反应	Ⅰ型反应
残留FⅧ活性	可有残留凝血因子Ⅷ活性	多无残留凝血因子Ⅷ活性
出血特征	多部位出血,常见瘀斑、血肿等,罕见关节出血	常见关节、肌肉出血
死亡率	增加	无明显增加

10.3.5　确诊获得性血友病A还需要排除哪些疾病?

确诊获得性血友病A需要排除狼疮抗凝物的影响。狼疮抗凝物由抑制依赖磷脂的凝血过程而导致APTT延长,APTT纠正试验不能纠正,也可能会造成凝血因子Ⅷ、Ⅸ、Ⅺ、Ⅻ活性降低的假象,但通过稀释降低狼疮抗凝物影响后,这些凝血因子活性随稀释比例增加而逐渐升高。如实验室检测不够规范,会给出凝血因子活性降低及抑制物假阳性的结果,误导临床诊断。狼疮抗凝物阳性的患者一般没有出血表现,反而有血栓倾向。

血友病A伴高滴度抑制物的患者,也可能会造成凝血因子Ⅷ、Ⅸ、Ⅺ、Ⅻ活性降低的假象,但凝血因子Ⅸ、Ⅺ、Ⅻ活性通过稀释降低抑制物影响后会逐渐升高,只有FⅧ活性变化不大。

获得性血友病A的诊断还需要进行血管性血友病因子的检测,从而排除获得性血管性血友病。当然获得性血管性血友病更为少见。另外,其他因子抑制物(如凝血因子Ⅴ)在高滴度时也会干扰其他因子一期法的活性检测结果,因此,需注意鉴别,方法可采用前述的稀释法。

10.3.6　获得性血友病A的治疗原则

治疗原则是及时止血及预防出血,同时尽早清除FⅧ抑制物。有基础疾病的患者,要积极治疗基础疾病。

10.3.7　获得性血友病 A 患者如何止血?

对于确诊时有严重出血的患者,应进行积极止血治疗。止血药物首选是活化的重组人凝血因子Ⅶa(rFⅦa),如 24 小时后止血效果不佳,考虑转换其他止血药物。在没有 rFⅦa 时,可以使用凝血酶原复合物替代治疗,但效果个体差异很大,用量少时,效果不佳,用量太大,有血栓风险。对于低滴度抑制物的患者,也可以考虑加大 FⅧ用量治疗,但如效果不佳,应及时换用 rFⅦa 或者凝血酶原复合物。国外也有用活化的凝血酶原复合物或重组的猪 FⅧ产品止血,但国内目前尚没有这两种产品上市。对于确诊的患者,还应该预防出血,避免手术和创伤性的操作。

10.3.8　获得性血友病 A 患者如何清除抑制物?

一旦确诊获得性血友病 A,需要尽早清除抑制物,清除抑制物的一线治疗方案是糖皮质激素单用或联合环磷酰胺。糖皮质激素可选择泼尼松,疗程 4~6 周,环磷酰胺疗程不超过 6 周。在治疗过程中需密切观察糖皮质激素和环磷酰胺副作用,如感染、骨髓抑制等,并给予及时处理。

二线药物包括利妥昔单抗、硫唑嘌呤、环孢素 A、长春新碱、霉酚酸酯、他克莫司等。可在一线药物治疗效果不佳或存在使用糖皮质激素、环磷酰胺的禁忌证时应用。

10.3.9　获得性血友病A患者抑制物清除后如何随访？

大部分的获得性血友病A患者在规范治疗后可以完全缓解,FⅧ活性升到50%以上,抑制物消失。抑制物清除后应继续随访检测FⅧ活性,最初6个月内每月检测1次;6~12个月时每2~3个月检测1次;第2年每半年检测1次;此后可酌情延长检测间隔。有10%～20%的患者可能会复发,应根据临床需求复查FⅧ抑制物定量。

（山东省血液中心山东省血友病诊疗中心　王杰,房云海）

10.4　维生素K缺乏症

新生儿刚落地时都需要补充维生素K以预防部分出血性疾病。口服华法林过量、口服鼠药的人就医最常见的原因即为出血,严重者表现为头痛、喷射性呕吐的脑出血,原因是什么呢？这就是维生素K缺乏了。那么什么是维生素缺乏症呢？发生上述情况时该如何处理呢？

10.4.1　什么是维生素K？

人体参与止血的3个关键因素,即血管、血小板及凝血因子途径,而维生素K是人体凝血因子合成的重要环节。当体内缺乏维生素K时,凝血因子就不能合成,从而引起相应的凝血功能障碍,导致出血。维生素K主要有3种存在形式:维生

素 K_1（叶绿醌），主要存在于绿叶蔬菜和一些植物油中；维生素 K_2（甲基萘醌），主要由肠道的细菌合成，也可从食物（如肉、鱼、蛋、肝脏、奶制品等）中获得；维生素 K_3（甲萘醌），是由人工合成的水溶性维生素 K。因为维生素 K 广泛存在于动植物中，且肠道中细菌也可合成，生理状态下肝脏也有一定储存，所以一般人体内不易缺乏（图 10.7）。

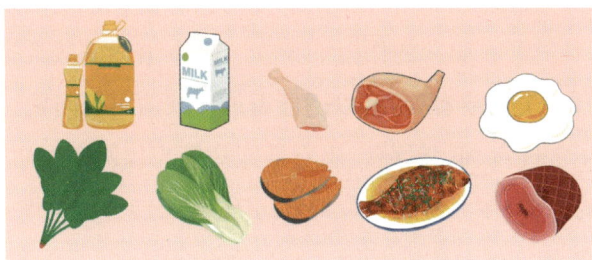

图 10.7　富含维生素 K 的食品

10.4.2　维生素 K 缺乏症产生的病因

新生儿刚出生时由于肠道没有细菌、体内维生素 K 含量偏低、母乳中的维生素 K 含量低、肝脏未发育成熟、难以充分利用体内维生素 K 等多方面原因，容易出现维生素 K 缺乏症，从而导致出血。

华法林等双香豆素类药物可抑制环氧化物氧化酶，干扰维生素 K 与谷氨酸羧基化形成 γ-羧基谷氨酸，使维生素 K 依赖性凝血因子活性减低，达到抗凝作用；若这类药物过量，则会引起维生素 K 依赖性凝血因子缺乏，从而导致出血。

某些鼠药,如溴敌隆、溴鼠灵、杀鼠迷等,是一种慢性灭鼠药,其抗凝作用类似华法林。患者口服该类鼠药常无恶心、腹痛等消化道表现,且它们还可以通过皮肤、呼吸道等途径吸收,因此可以被大量摄入。这类药物呈脂溶性,肝组织亲和力高,体内清除慢,代谢时间长,一般为 16 ~ 69 天,即使血中检测不到鼠药,其易出血作用仍然能持续数天至数月。

有研究报道,脂溶性维生素 K 的吸收需要一定的脂类物质,并且需要在胆盐的作用下吸收。此外,β内酰胺类抗生素(青霉素、头孢菌素等)可以诱导肠道内细菌出现问题,因此,不能正常进食、低脂饮食、患有糖尿病等高代谢率疾病、肝胆疾病的患者,在大量服用青霉素药等时,可能会出现维生素 K 缺乏症。

10.4.3 维生素 K 缺乏症的表现

从维生素 K 的作用可以推断,维生素 K 缺乏症最常见的表现即为出血,症状轻重不一。最常见的是牙龈出血、鼻出血,皮肤发紫,还有出现咯血、呕血、解柏油样或猪肝色大便、解酱油色尿,最危及生命的是脑出血,也可表现为外伤后出血不止。新生儿维生素 K 缺乏性出血为自限性疾病,常出生 2 ~ 4 天后发病,消化道出血等最常见。

若抽血检查可见凝血检查提示 PT(凝血酶原时间)、INR(国际标准化比值)、APTT(活化部分凝血酶原时间)明显延长,而 TT(凝血酶时间)、Fbg(纤维蛋白原)基本没问题,凝血因子Ⅱ、Ⅶ、Ⅸ、Ⅹ的活性检测下降,血小板计数正常,D-二聚体正常。

10.4.4 维生素K缺乏症的治疗

缺什么补什么、祛除引起疾病的原因及治疗原发疾病是治疗维生素K缺乏症的关键原则。

①新生儿出生后立即肌注维生素 K_1,早产儿0.5 mg,足月儿1 mg。若发生维生素K缺乏性出血时,补充量为0.5～10 mg/d,疗程根据出血情况而定,严重者可输注血浆或凝血酶原复合物(PCC)以迅速止血。

②华法林类药物过量引起出血时,应立即停药,静脉或肌注维生素 K_1 10~40 mg/d,直到出血控制为止,严重者也可输注血浆或PCC。口服鼠药后,初期进行洗胃,发生凝血障碍的平均潜伏时间为4～12天,不同组织器官均可发生出血,其中解血尿最常见;若出现出血时,应及时补充维生素 K_1,剂量10～40 mg/d,中毒时间短且表现严重者可行血浆置换、血液灌流治疗,出血严重者可输注血浆;若出血明显控制后,需院外继续补充维生素 K_1,其剂量和疗程需要根据凝血指标决定。

③若不能正常进食,存在低脂饮食、肝胆疾病或大量应用青霉素类抗生素时,需注意出血情况,条件允许可监测凝血指标,及时补充维生素K。

现在您是否对维生素K缺乏症有了一定的了解?因此,

我们平常应更加注重稳定心理状态、健康饮食、合理用药、维护生活环境，从而让自己的身体更健康。

（重庆医科大学附属永川医院　申飞）

10.5　严重肝病所致的凝血异常

凝血异常分为先天性或遗传性及获得性，而肝病患者常继发凝血功能异常，属于获得性凝血异常性疾病。一些肝病患者在病程中会出现鼻出血、牙龈出血、皮肤黏膜出血以及消化道出血等。这些出血一部分原因可能与肝病患者营养不良导致血管脆性和通透性增加、脾功能亢进导致血小板减少有关，另一部分原因即为肝病患者继发了凝血功能异常，从而表现为出血倾向。

10.5.1　肝脏在凝血过程中发挥的作用

肝脏在维持机体凝血功能稳定方面起着主要作用，循环中绝大多数凝血因子、凝血抑制因子、纤溶系统有关的蛋白酶类在肝脏合成。例如，Ⅱ、Ⅶ、Ⅸ、Ⅹ凝血因子主要由肝脏合成，而肝病患者可能有合成这些凝血因子的障碍，导致凝血功能异常。同时，肝脏还通过清除已激活的凝血因子和纤溶激活物以及灭活肝素等方式调节体内凝血系统的平衡。此外，刺激骨髓巨核细胞产生血小板的促血小板生成素也在肝脏中合成。

　　肝病时肝脏的结构和功能被破坏,导致凝血因子和抗凝血因子合成减少以及消耗增多、合成异常凝血因子、发生内毒素血症、产生循环抗凝物质以及血管内皮细胞损伤等,以上因素可引起和加重凝血功能障碍,严重者可并发弥散性血管内凝血(DIC)。

10.5.2　肝病患者凝血相关检查指标

　　凝血酶原时间(PT):在各型肝病时可有不同程度的异常。慢性病毒性肝炎患者凝血酶原活动度(PTA)>70%为轻度,60%<PTA≤70%为中度,40%<PTA≤60%为重度;肝硬化代偿期PTA>60%,失代偿期<60%,而重型肝炎PTA<40%,为其重要的诊断指标之一。

　　肝促凝血活酶试验(HPT):一种专门用于检测肝病凝血功能的试验,反映了由肝脏合成的维生素K依赖性凝血因子Ⅱ、Ⅶ、Ⅹ的变化。重点是能敏感监测Ⅶ因子的变化,因为Ⅶ因子半衰期最短,在肝病时最早、最易受影响。因此,HPT在症状控制和预后评价等方面较PT更加具备特异性。

　　活化部分凝血活酶时间(APTT):反映的是凝血因子Ⅷ、Ⅸ、Ⅺ、Ⅻ的水平,它对肝脏功能和凝血障碍的评估具有重要的临床意义。APTT在肝病时有不同程度的异常,一般来说随着肝病的严重程度而延长。

　　凝血酶时间(TT):是病理性抗凝物质的筛选试验,超过

3秒为延长,在肝病患者中有不同程度的延长。

肝细胞除了不合成组织因子($F Ⅲ$)、Ca^{2+}($F Ⅳ$)和$F Ⅷa$,其他所有凝血因子都几乎在肝脏中合成。肝病患者的凝血因子合成减少或者存在功能异常。$F Ⅱ$即凝血酶原,在急性肝炎和慢性迁延性肝炎时正常或轻微降低,而在慢性活动性肝炎和肝硬化时明显降低,其下降幅度与肝细胞损伤的严重程度有关。$F V$在肝脏功能失代偿或者严重肝病时才降低,故可判断预后。$F Ⅶ$的半衰期是最短的,因此其可作为肝病蛋白质功能合成减退的早期诊断指标,其水平与肝病严重程度有关。$F ⅩⅢ$又称作纤维蛋白稳定因子,肝功能衰竭时明显增高。

10.5.3 如何纠正肝病患者凝血功能障碍?

肝病患者凝血功能障碍,主要原因是肝脏不能合成足够的凝血因子,因此,改善凝血功能的主要方法是改善肝功能。

肝脏合成维生素K依赖性凝血因子,可输注维生素K_1,但它的效果取决于肝功能的好坏程度。新鲜冰冻血浆中含有各种凝血因子,特别是凝血因子Ⅷ、V和纤维蛋白原,也包含各种血浆蛋白成分。因此,可通过输注血浆或冷沉淀来纠正凝血功能障碍。但同时,也有越来越多的临床证据表明,肝病患者术前不需要通过输血来纠正凝血异常的状态,因有时不可避免地输注了大量血制品,使得原本存在门静脉高压的肝病患者血容量增加、心功能受损、门脉高压加重,从而增加了手术风险。因此,保守的输血治疗能够降低出血风险,减少不必要的液体负荷。

因脾功能亢进导致的血小板减少,引起的出血风险可通过综合评估,行脾切除手术来达到治疗目的。

(重庆市开州区人民医院 舒华娥)

第十一章
常见的紫癜性疾病

11.1 过敏性紫癜

全身密密麻麻的小红点,整个人像被煮熟的虾,都不敢出门了,医生说是得了过敏性紫癜。这到底是怎么回事?过敏性紫癜又为什么会关节疼、肚子疼?过敏性紫癜和过敏到底有什么关系?很多人很疑惑,我到底是什么过敏?需不需要查过敏原?为什么会得过敏性紫癜?得了过敏性紫癜又该怎么治疗呢?带着以上疑问,我们来了解过敏性紫癜的发生发展过程。

11.1.1 什么是过敏性紫癜?

紫癜其实是一种皮肤症状,是指血液溢于皮肤、黏膜下,出现瘀点、瘀斑,按压后不会变浅的一种临床表现。过敏性紫癜又称IgA血管炎,是一种常见的血管变态反应性疾病。从名称可以看出,过敏性紫癜的过敏仅仅为其诱因,更主要的病因是指全身小血管出现了炎症,而炎症的主要原因为免疫复合物过高。过敏性紫癜好发于儿童、青少年,基本表现是皮肤尤其是下肢部位,反复出现非血小板减少性可触及的出血性的瘀点、瘀斑,严重的可引起胃肠道、肾脏症状以及关节痛等。多数过敏性紫癜患者预后较好,一般有自限性,能自行康复,但如果是重要器官,尤其是肾脏受损严重,则预后相对较差。

11.1.2　过敏性紫癜的病因是什么?

引起过敏性紫癜的原因目前尚未明确,一般认为可能的诱发因素有细菌、病毒等感染,易过敏的食物药物,蚊虫叮咬,疫苗接种,寒冷刺激,花粉、螨虫、动物皮毛过敏等,但均无确切证据。发病机制是上述这些诱因会导致体内发生一种"Ⅲ型变态反应",使得体内的"抗原抗体复合物"沉积到小血管内膜上,引导本应该杀伤病毒细菌等外来入侵物的免疫细胞去攻击血管内皮细胞,引起小血管壁损伤,导致血管炎。另外,细菌、病毒、花粉、螨虫、宠物毛发、坚果、海鲜、牛奶等致敏原与体内蛋白结合成抗原,可使过敏性紫癜患者体内 B 细胞"风中凌乱",大量生产并释放一种叫"IgA"的抗体,并吸附于血管周围、消化道、呼吸道黏膜中的肥大细胞,疯狂释放炎症介质,引起大量免疫细胞聚集,导致过敏,继而血管损伤。正常血液在血管里流动,但血液与周围组织液有交换,血管壁有一定通透性,血细胞不能溢出,血管损伤后血管壁通透性增加,血管内的红细胞外渗到血管之外,形成皮肤的出血点、出血斑,表现为过敏性紫癜。

11.1.3 过敏性紫癜的临床表现

过敏性紫癜多急性起病,首发症状以皮肤紫癜为主,部分病例首先出现腹痛、关节炎或肾脏症状。患者起病前1~3周常有上呼吸道感染史。临床上根据主要病变部位,过敏性紫癜的类型可分为皮肤型、腹型、关节型、肾型及混合型。其中以关节痛或腹痛起病的患者极易误诊。

典型皮肤紫癜多见于四肢及臀部,呈对称分布,关节伸侧较多,反复、分批出现;呈紫红色斑丘疹,大小不一,常融合成片,高出皮面,压之不退色。严重的可出现出血性疱疹、溃疡、坏死等病变。

50%~75%患者会有因血管炎所致的肠壁肿胀和出血,出现反复的阵发性腹痛,尤以儿童多见,位于脐周或下腹部,疼痛剧烈,可伴呕吐、恶心、腹泻,但呕血少见。部分患者有黑便或血便、腹泻或便秘,常无腹肌紧张,偶见并发肠套叠、肠梗阻或肠穿孔。少数患者会被误认为急腹症,甚至错行开腹手术。

关节受累常表现为膝、踝、肘、腕等大关节肿痛,活动受限,呈单发或多发,关节腔常有积液,关节症状消失较快,也可持续数月消失,不留后遗症。

少数患儿以肾脏受累为首发症状。肾脏症状轻重不一,可表现为单一的血尿或蛋白尿,也可伴管型尿、水肿,大多数患者数周能完全恢复,少数患者可出现慢性肾炎的症状。

患者偶尔可发生颅内出血、惊厥、瘫痪、昏迷、失语等神经系统症状。

11.1.4　如何诊断过敏性紫癜?

本病的诊断需结合病史和体格检查,以相关诱因及典型的临床表现为主要诊断依据。体格检查可见受累部位皮肤或组织较均匀一致的过敏性血管炎。本病缺乏特异性的实验室检查,骨髓细胞学检查基本正常,部分患者可能会出现嗜酸粒细胞增多;凝血常规一般在正常范围。部分患者毛细血管脆性试验阳性;肾脏受累患者尿蛋白阳性,尿沉渣有红细胞及管型,严重时肾功能受损。

本病需与原发性免疫性血小板减少症及药物性紫癜相鉴别,前者有血小板减少、骨髓可表现为巨核细胞成熟障碍,后者有相关药物服用史。合并腹痛患者需与急性阑尾炎、肠套叠、坏死性小肠炎等急腹症鉴别;肾型患者需与急性肾小球性肾炎以及肾病综合征等鉴别。

11.1.5　如何治疗过敏性紫癜?

过敏性紫癜无特效疗法。患者应卧床休息,积极寻找并祛除致病因素,注意预防及控制病毒、细菌感染。有荨麻疹或血管神经性水肿时,应用抗组胺药物和钙剂;腹痛时应用解痉剂,如山莨菪碱;消化道出血时用抑制胃酸分泌的药物;可使用非甾体类抗炎药改善关节痛;大剂量维生素C可以改善血管通透性。饮食上建议从基本的食物淀粉类开始,适当限制动物蛋白摄入,随着过敏状态逐渐解除,再逐一添加瘦肉、鸡蛋、牛奶、蘑菇等,尽量避免异常免疫应答反应。

肾上腺糖皮质激素可以抗过敏及改善血管通透性,急性期可以缓解皮肤紫癜、腹痛、关节肿痛,但不能预防肾脏损害的发生,也不能影响其预后。可用泼尼松 $1 \sim 2 \ mg/(kg \cdot d)$,若不能口服激素患者可用氢化可的松或甲泼尼龙或地塞米松静脉滴注。重症者可给予大剂量激素冲击以减轻血管炎及组织水肿,改善症状,症状控制后应改为口服糖皮质激素,并尽早逐渐减量。

免疫抑制剂(他克莫司、环磷酰胺等)用于肾型或激素治疗效果不佳或症状较重患者。对于急进性紫癜性肾炎及过敏性紫癜伴有严重合并症的患者可行血浆置换祛除血中部分免疫复合物。

口服阿司匹林阻止血小板聚集和预防血栓形成,当紫癜性肾炎为主要表现时可联合用肝素或低分子肝素抗凝。

本病预后良好,病程一般2周左右,偶有病情反复发作,累及肾脏者可迁延不愈而致尿毒症。积极预防,控制口腔耳鼻喉感染;扁桃体及腺样体切除术可能对皮疹反复复发及紫癜性肾炎的病情改善有效。用激素治疗者应定期复诊,遵医嘱调节激素用量,密切观察激素的疗效及不良反应。

11.1.6　过敏性紫癜患者的注意事项

过敏性紫癜患者应注意预防感冒,尤其是避免溶血性链球菌感染。饮食方面以清淡易消化的食物为主,避免进食或接触易致敏的食物或药物。要多休息,避免激烈运动,过于剧烈的运动容易加重皮肤血管炎引起的出血症状。需在医生的指导下用药、减药或停药,切勿私自停药。

(重庆市第五人民医院　常城,邓婷)

11.2　老年性血管性紫癜

11.2.1　什么是老年性血管性紫癜?

老年性血管性紫癜是指老年人尤其是高龄者,于暴露部位如手背、前臂、上胸、面颈部、小腿出现的深红色或紫红色的瘀斑,呈片状,不肿、不痛、不痒;同时血常规、凝血功能检查结果正常。

11.2.2　为什么老年人会发生血管性紫癜?

随着年龄增长以及药物因素(阿司匹林、华法林、糖皮质激素),光老化与环境因素叠加作用,皮肤发生退行性变,皮肤胶原、弹性蛋白逐渐消失,皮下脂肪组织萎缩、松弛,皮肤变薄,轻微受压可导致血管破裂、红细胞外渗,形成血管性紫癜。尤其是体形偏瘦的老年人易发生血管性紫癜。

有糖尿病、高血压病的老年患者,血管脆性增加,也容易发生血管性紫癜。

11.2.3 老年性血管性紫癜与其他紫癜的区别

①血小板减少性紫癜:这种紫癜以四肢皮肤出现红色针尖大小瘀点、青紫瘀斑为主,常常有鼻腔、口腔黏膜等其他部位的出血。血常规检查显示血小板减少、凝血功能正常。

②获得性血友病:多见于老年人,出现皮肤大片瘀斑,常伴有肌肉肿痛(出血)、皮下肿块(血肿)、胃肠道和泌尿道出血等。血常规检查显示血小板正常、凝血功能异常。

③慢性肝病导致的紫癜:一般有皮肤瘀斑、牙龈出血,严重患者泌尿道、胃肠道出血,有慢性肝病病史、肝功能异常、凝血功能异常。

④抗凝药物导致的紫癜:老年人若口服抗凝药物如华法林,出现皮肤瘀斑、紫癜、牙龈出血、鼻衄、伤口出血经久不愈。检查凝血功能异常。

如果出现以上几种紫癜,则需要及时就医。

11.2.4　老年性血管性紫癜的治疗和预防

老年性血管性紫癜可自行缓慢吸收、预后良好,无须特殊治疗,可以冷敷、不要热敷。

老年性血管性紫癜以预防为主,避免挤压或碰撞,避免皮肤暴晒、外伤,静脉穿刺后压迫时间延长、减少出血。有糖尿病、高血压的老年患者应该积极控制血压、血糖。

(重庆市急救医疗中心　廖毅)

11.3　单纯性紫癜

11.3.1　什么是单纯性紫癜?

单纯性紫癜是指无其他病症,自发地在皮肤(尤其双下肢)反复出现紫癜,不经治疗可自行消退的一种出血性疾病。该病多见于年轻女性,而且紫癜的出现常与月经周期有关,也被称为女性易青紫综合征(女性易发瘀斑综合征)。

11.3.2　单纯性紫癜中的"单纯性"有何寓意?

单纯性紫癜中的"单纯性"有两层寓意:其一,患者除紫癜外,无其他伴随症状和体征;其二,该疾病在治疗中所采取的措施相对比较简单,部分患者甚至无须特殊处理即可自行恢复。

11.3.3　单纯性紫癜的发病机制是什么?

本病的病因和发病机制尚不明确,可能是毛细血管壁异常引起的一种出血性疾病,与激素对血管或周围组织的作用有关,也可能是免疫因素使血管通透性增加或血小板功能障碍所致。此外,毛细血管壁结构完整性受损,机械性因素与外力作用,皮肤支持组织薄弱(一般是青年女性),药物或化学因素,遗传或环境因素等,均可诱发单纯性紫癜。

11.3.4　哪些检查有助于诊断单纯性紫癜?

①血小板检测:血小板计数,血小板功能试验。
②凝血功能检测:凝血酶原时间、活化部分凝血活酶时间、凝血酶时间。
③血管壁检测:血管壁的厚度、弹性、狭窄程度等。

11.3.5　如何治疗单纯性紫癜?

首先,口服维生素C、维生素K,必要时加用盐酸西替利嗪片、氯雷他定片、复方甘草酸苷片、糖皮质激素等抗过敏类药物;其次,部分患者可配合使用复方黄柏洗剂、除湿止痒软膏等外用药物。经过上述治疗后,大多数患者的病情会逐渐好转,部分患者仍会持续存在紫癜,建议重新评估病情,以便调整治疗方案。饮食方面应禁忌辛辣、刺激性食物;同时建议减少下肢活动,休息时双下肢尽可能抬高,以减少紫癜反复出现。

(重庆大学附属三峡医院　吕敬龙)

第十二章
原发免疫性血小板减少症

12.1 认识原发免疫性血小板减少症

12.1.1 什么是原发免疫性血小板减少症？

简单地说，"原因不明的"血小板减少就是原发免疫性血小板减少症，既往也称为特发性血小板减少性紫癜（idiopathic thrombocytopenic purpura，ITP），是一种获得性自身免疫性出血性疾病，以无明确诱因的孤立性外周血血小板计数减少为主要特点。由于自身血液中血小板数值的减少，患者的出血风险比普通人群更高，甚至有些患者会因为严重的出血和不可控制的感染而死亡。这个看似不痛不痒的疾病背后隐藏着致命损伤，因此，人们对原发免疫性血小板减少症的关注度也在逐渐提高。

12.1.2 ITP的流行病学特征

成人ITP的患病率约为10/10万,年发病率为(1.6~3.9)/10万。成人ITP通常为慢性疾病。ITP在各个年龄阶段均可发病,急性型多见于儿童,而慢性型好发于40岁以下的女性,男性与女性患者的比例约为1:4,尤其是育龄期女性发病率明显高于同年龄段男性。另外,60岁以上人群的发病率为60岁以下人群的2倍(图12.1)。同时,高达1/4的ITP患者的疾病最终会成为难治复发性ITP,使患者的生活质量大打折扣。

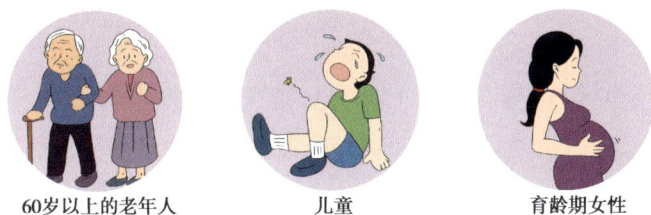

60岁以上的老年人　　　　儿童　　　　育龄期女性

图12.1　ITP的流行病学特征

12.1.3 ITP的病因及具体发病机制

ITP的发病机制较为复杂,近年来调查显示,ITP患者血小板减少与多种因素有关,其中最主要的因素为免疫系统的紊乱。由于机体对自身抗原的免疫失去了耐受,进而引起免疫介导的血小板破坏增多和巨核细胞产生的血小板不足。通俗地说,在健康人中我们的免疫系统每天也在努力工作,为我们抵挡细菌、病毒、外来物质等,但在ITP患者体内,他们的免疫细胞处于一种"敌我不分"的状态,他们的血小板会被自身的免疫细胞误认为是"坏人""入侵者",从而人体就会开启"防御系统"开始刺激机体产生血小板抗体将血小板"吃"掉!这就导致ITP患者的血小板减少(图12.2)。

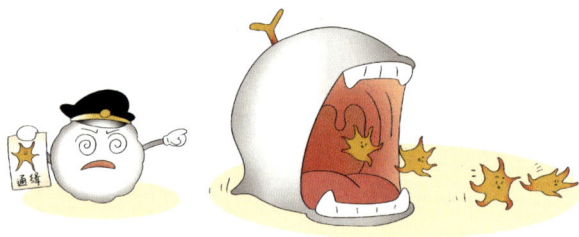

图 12.2　ITP 的发病机制

虽说ITP病因不明,但仍有一些常见的诱发因素。

①感染。感染病菌或人体正处于上呼吸道感染的恢复期时都有可能诱发原发免疫性血小板减少症。

②免疫相关因素。免疫系统障碍使人体产生过多的血小板抗体,从而打破了血液循环的正常进行,致使大量的血小板滞留在脾脏中。

③脾脏因素。抗血小板抗体的主要产生场所就是脾脏。若是大量的抗血小板抗体活跃于脾脏中,血小板就会通过脾脏以高度的选择性与抗血小板抗体发生结合,从而使人们出现各种过敏反应;在其结合完成后还会被吞噬细胞完全吞噬掉,这样一来,血小板的含量就会骤降。

④遗传。有研究指出该病与遗传因素也有着极为密切的关联。

12.1.4 ITP的临床表现

ITP患者主要有两大类临床表现:一类临床表现为出血相关症状。根据患者血小板减少的程度不同,临床表现也不同。血小板计数$<50×10^9/L$时有潜在的出血风险,会导致皮肤黏膜出血、鼻出血、牙龈出血,严重的甚至导致颅内出血、消化道出血、血尿等。轻度的血小板减少会影响患者的生活方式,严重的会导致死亡。另一类临床表现为乏力、嗜睡、抑郁和精神不振等症状。ITP疾病本身和可能的出血风险会导致患者精神紧张,部分ITP患者会出现明显的乏力、嗜睡和抑郁等精神症状,其生活质量将严重下降(图12.3)。

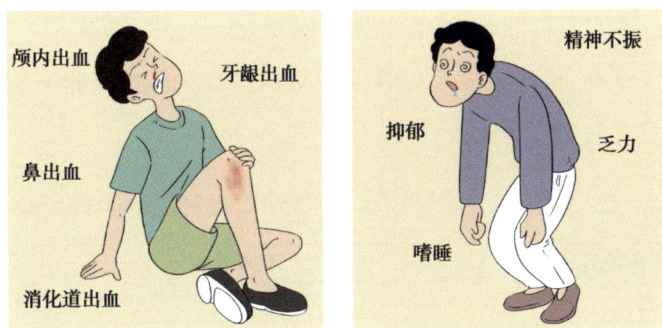

图12.3 ITP的临床表现

12.1.5 如何诊断ITP?

当皮肤或黏膜有出血点、瘀斑或瘀点等情况的时候,或者当出现鼻出血、牙龈出血,伤口不易止血的时候,我们需要高度警惕,进一步完善以下检查和诊断(图12.4)。

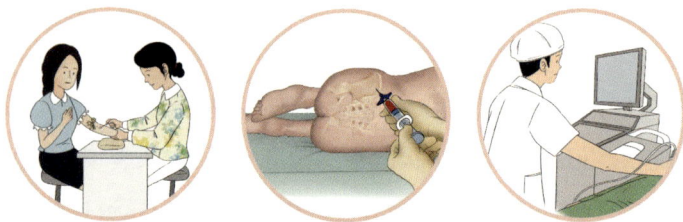

图 12.4　ITP 的检查和诊断

①血常规检查。至少 2 次检查结果显示血小板计数减少，血细胞形态无异常。

②体检发现脾脏一般不增大，须完善 B 超或者 CT 检查。

③骨髓检查，显示巨核细胞增多或正常，有成熟障碍。

④排除其他继发性血小板减少症。

⑤完善诊断 ITP 的特殊实验室检查。

此外，成人原发免疫性血小板减少症诊断的实验室检查项目及临床意义见表 12.1。

表 12.1　成人原发免疫性血小板减少症诊断的实验室检查项目及临床意义

检查项目	临床意义
基本评估	
外周血细胞计数、网织红细胞计数	网织红细胞计数有助于合并贫血患者的鉴别诊断
外周血涂片	依据血细胞形态及数目可鉴别多种原因所致血小板减少症
HBV、HCV、HIV 血清学检测	鉴别病毒感染所致血小板减少症
血清 IgG、IgA、IgM 水平测定（应用 IVIG 治疗前）	鉴别普通变异型免疫缺陷病（CVID）

续表

检查项目	临床意义
骨髓检查（细胞形态学、活检、染色体、流式细胞术）	①鉴别 AA、MDS、各种恶性血液病、肿瘤骨髓浸润等所致血小板减少； ②适用于常规治疗无效患者及脾切除前疾病重新评估
抗核抗体谱	鉴别继发免疫性血小板减少症
抗磷脂抗体	鉴别抗磷脂抗休综合征
甲状腺功能及抗甲状腺抗体	鉴别甲状腺功能异常相关血小板减少
凝血系列	除外 DIC 等凝血障碍性疾病，指导临床治疗
特殊实验室检查	
血小板糖蛋白特异性自身抗体	①鉴别非免疫性血小板减少； ②适用于常规治疗无效患者及脾切除前疾病重新评估； ③指导 IVIG 治疗
血清TPO水平测定	①鉴别不典型 AA、低增生性4MDS； ②适用于常规治疗无效患者及脾切除前疾病重新评估
幽门螺杆菌测定	适用于幽门螺杆菌高发地区或有明显消化系统症状的患者
直接抗人球蛋白试验	适用于贫血伴网织红细胞增高患者，除伊文思综合征
细小病毒、EB 病毒、巨细胞病毒核酸定量	适用于常规治疗无效患者疾病重新评估

12.2　原发免疫性血小板减少症的治疗措施

目前 ITP 的治疗原则是：遵循个体化原则，鼓励患者参与治疗决策，兼顾患者意愿。治疗目标是：在治疗不良反应最小化基础上提升血小板计数至安全水平，减少出血事件，提高患者的生活质量。

根据患者的临床情况，ITP 的治疗措施主要分为 3 种：紧急治疗、一线治疗及其他二线治疗等。哪些患者需要治疗呢？一般来讲，血小板计数<30×10⁹/L的患者，如果有活动性出血症状(出血症状评分≥2分)，不论血小板减少程度如何，都应给予治疗。那么，哪些患者可以随访观察呢？一般来讲，血小板计数≥30×10⁹/L；无出血表现且不从事增加出血风险工作；无出血风险因素的ITP患者可随访观察。

12.2.1　紧急治疗

重症ITP患者(血小板计数 < 10×10⁹/L)，伴胃肠道、泌尿生殖道、中枢神经系统或其他部位的活动性出血或需要急诊手术时，需要启动紧急治疗。

紧急治疗的方法：迅速提高患者血小板计数>50×10⁹/L；对于病情十分危急，须立即提升血小板计数，给予血小板输注。其他治疗方法包括：静脉输注免疫球蛋白或甲基强的松龙；停用抑制血小板功能的药物；控制高血压；局部加压止血；口服避孕药控制月经量过多；应用纤溶抑制剂；如果以上治疗方法仍不能控制出血，可以考虑使用重组人活化因子Ⅶ等措施。

12.2.2　一线治疗

①糖皮质激素。适合于有出血症状、非急症、首次接受治疗的患者。ITP治疗中使用的糖皮质激素主要包括大剂量地

塞米松或泼尼松。糖皮质激素治疗ITP,初始反应率可达80%,是ITP的一线治疗;但复发率高,患者反复暴露于激素,副作用明显,如感染、骨质疏松、心血管疾病等(图12.5)。

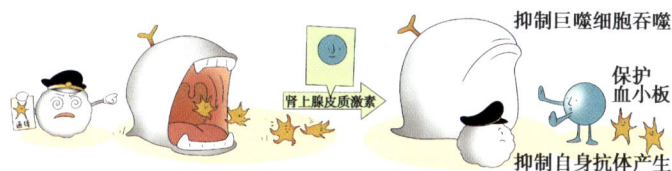

图12.5　糖皮质激素治疗ITP

②丙种球蛋白(IVIG)。丙种球蛋白仅能短期维持疗效,主要用于紧急治疗患者、糖皮质激素不耐受或有禁忌患者,以及妊娠或分娩前患者。肾功能不全和IgA缺乏患者应慎用。

12.2.3　其他二线治疗

①促血小板生成药物。重组人血小板生成素(rhTOP),血小板生成素受体激动剂(TPO-RA)(如艾曲泊帕、海曲泊帕、罗普司亭)。目前TPO-RA此类药物起效快,一般1~2周起效,持续应用时疗效可维持6~8年,但停药后多不能维持疗效,需要个体化维持治疗。

②CD20单克隆抗体。治疗有效率为60%左右,1年反应率38%。治疗前需检测HBV,活动性乙肝患者禁用该药。

③脾切除术。适用难治复发性患者。治疗有效率70%以上,持续缓解率可达45%~60%(图12.6)。

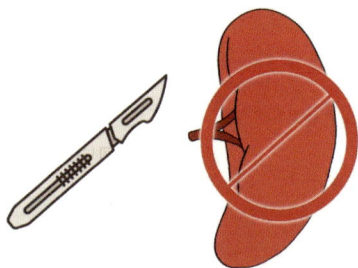

图 12.6　脾切除术

④其他治疗。血小板输注,西罗莫司、维 A 酸、达那唑、小剂量地西他滨、环孢素 A、霉酚酸酯、硫唑嘌呤、长春碱类,甚至 BTK 抑制剂等也是可供选择的治疗方案,可根据医生经验及患者状况进行个体化选择。

总之,ITP 的治疗目标集中在增加血小板计数、降低出血风险和提高患者的生活质量。治疗措施的选择取决于多种因素,例如患者的年龄、症状的严重程度和潜在的健康状况。虽然有多种治疗措施可供选择,但每种措施都有其自身的益处和风险。因此,对于患者而言,积极配合医生治疗是非常重要的。值得注意的是,虽然 ITP 可能是一种慢性疾病,但许多 ITP 患者可以通过适当的治疗和管理过上正常、健康的生活。如果您有任何与 ITP 相关的症状,那么请及时前往正规医院就诊。

（陆军军医大学第二附属医院　冯一梅）

12.3　警惕与血小板减少相关的多种疾病

血小板是人体内重要的凝血物质，具有黏附、聚集和释放功能，负责人体的止血和凝血。简单地说，血小板其实就是人体的"止血贴"，能够在血管出现破损的时候，聚集在一起"堵住"破损处，从而达到止血的目的。血小板减少则是指由于各种原因造成的血小板计数<100×10⁹/L，且白细胞的数量和分类、血红蛋白等均正常的疾病。治其病纠其因，当面对血小板减少的时候病人总会问那我们的血小板去了哪儿呢？所谓知己知彼、百战不殆，只有具体搞明白血小板减少发生的原因，才能更好地预防与治疗。

12.3.1　血小板破坏/消耗增加

此类多是由免疫紊乱、病毒感染、某些药物所导致的。免疫系统异常或疾病导致的自身免疫系统不能识别血小板，将血小板当作异物攻击，使血小板大量破坏，从而造成血小板减少，例如以下常见的疾病。

1.原发免疫性血小板减少症（ITP）

ITP患者表现为外周血孤立血小板减少，伴或不伴有出血症状。患者对自身抗原的免疫失耐受，体液和细胞免疫介导血小板过度破坏，并导致巨核细胞数量和质量异常，从而限制血小板生成。如果再深入了解ITP的发病机制，则可以知道有以下几个方面：

①自身抗体的产生：ITP患者的免疫系统异常地产生了抗血小板抗体。这种异常可能与免疫调节的失调有关，包括T细胞、B细胞和树突状细胞等多种免疫细胞的功能异常。

②破坏机制：抗血小板抗体结合到血小板表面后，会激活脾脏中的巨噬细胞和自然杀伤细胞等免疫细胞，从而引发血小板的破坏和清除。此外，免疫细胞还可以释放炎症介质，导致血小板生成减少。

③免疫调节异常：ITP患者的免疫调节功能异常，导致免疫系统无法有效抑制抗血小板抗体的产生和免疫细胞的活化。免疫调节异常的原因尚不清楚，可能与遗传因素、环境因素等多种因素有关。

④炎症反应的参与：炎症反应在ITP的发病机制中扮演重要角色。炎症反应产生的炎症介质可以激活免疫细胞和血小板，进一步促进免疫反应和血小板的破坏。

2.结缔组织病导致血小板减少症

系统性红斑狼疮(SLE)是一种多发于青年女性的累及多脏器的自身免疫性炎症性结缔组织病。SLE患者免疫系统就如ITP患者一样，免疫细胞出现"攻击行为"，使血小板和巨核细胞破坏增加。

抗磷脂综合征(APS)是一种非炎症性自身免疫病，临床上以动脉、静脉血栓形成，病态妊娠(妊娠早期流产和中晚期死胎)和血小板减少等症状为表现。血栓形成时血小板的消耗是APS出现血小板减少的主因(图12.7)。

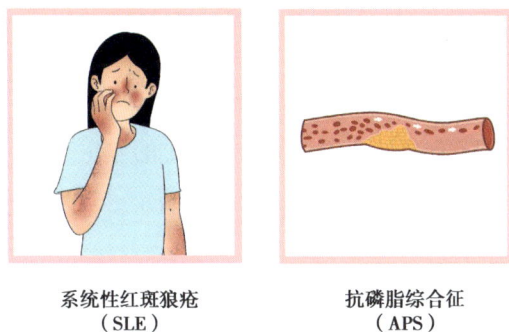

系统性红斑狼疮　　　　　抗磷脂综合征
（SLE）　　　　　　　　（APS）

图12.7　结缔组织病导致血小板减少症

3.甲状腺功能亢进伴发血小板减少症

毒性弥漫性甲状腺肿(Graves病)的甲状腺功能亢进伴血小板减少,往往伴有促甲状腺激素(TSH)受体抗体阳性。甲状腺功能亢进症患者网状内皮细胞吞噬活性增加,血小板寿命较短,也被认为是甲状腺功能亢进导致血小板减少的机制之一(图12.8)。此外,治疗甲状腺功能亢进症的药物,如甲巯咪唑、丙硫氧嘧啶等,可引起粒细胞减少,也可导致血小板减少。

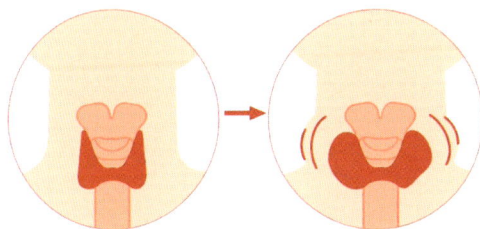

图12.8　甲状腺功能亢进

4.幽门螺杆菌(HP)导致血小板减少症

很多血小板减少患者都不知道,其实,幽门螺杆菌也会导致血小板减少(图12.9)。这是因为幽门螺杆菌可引起慢性免疫刺激,HP感染诱导的免疫异常与ITP的发生有关。HP感染后诱导宿主针对HP毒力因子(CagA)产生抗体。CagA与血小板表面抗原存在分子模拟,CagA抗体可与血小板表面糖蛋白发生交叉反应,加速宿主网状内皮系统对血小板的清除,使血小板生存期缩短、计数降低。

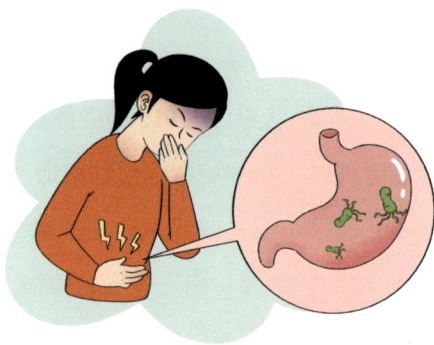

图12.9 幽门螺杆菌导致血小板减少症

12.3.2 血小板生成减少

血小板寿命一般为7～14天。当出现以下疾病时,它们会导致血小板生成减少,外周血小板也会随之减少。

1. 巨幼细胞贫血

巨幼细胞贫血是 DNA 合成障碍所致的贫血。DNA 合成障碍主要是由于体内缺乏维生素 B_{12} 或叶酸所致,也可因遗传性或药物等因素所致。其特点表现为大红细胞性贫血,骨髓中出现巨幼红细胞,巨型改变也可累及粒系和巨核系(图 12.10)。这种巨幼红细胞在骨髓被破坏,导致血小板生成减少。

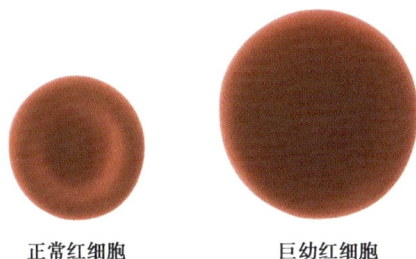

正常红细胞　　　　　巨幼红细胞

图 12.10　正常红细胞和巨幼红细胞

2. 再生障碍性贫血

再生障碍性贫血是一种骨髓造血衰竭综合征。典型的再生障碍性贫血表现为三系减少,但早期可表现为仅血小板减少(图 12.11)。由各种原因导致骨髓损伤,骨髓造血功能丧失,就如同播下种子,种子不能正常生长,何来收成。

3. 血液系统恶性疾病

除了上述血液相关疾病,还有一些血液系统恶性肿瘤,如骨髓增生异常综合征(MDS)、淋巴增殖性疾病、各种类型急性白血病、慢性粒细胞白血病加速期及急变期、多发性骨髓瘤等都可以引起血小板减少。

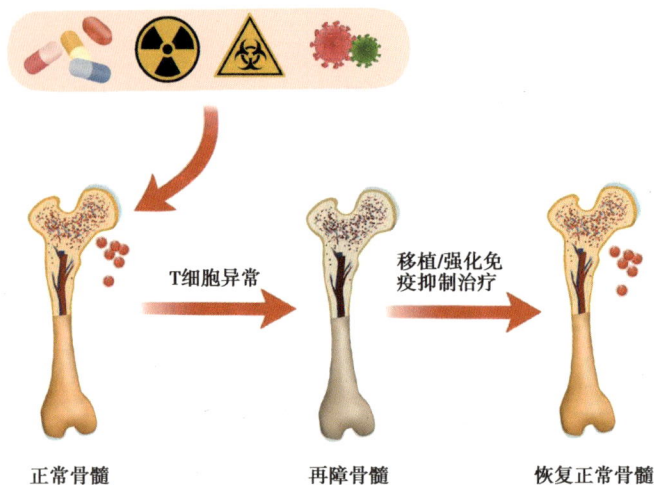

正常骨髓   再障骨髓   恢复正常骨髓

图12.11　再生障碍性贫血导致血小板减少症

12.3.3　血小板分布异常

人体血小板有2/3分布在外周血，其余1/3隔离在脾脏中，当机体需要时，血小板再从脾脏迁移到外周，其分布异常或者在被脾脏扣留时，外周血小板减少。如肝硬化、骨髓纤维化等造成脾肿大及脾功能亢进时，大量血小板储藏在脾脏中。这类疾病就是慢性肝病导致的血小板减少症。

慢性肝病导致血小板减少症与血小板分布异常，肝脏生成的血小板生成素（TPO）减少，以及肝炎病毒直接引起的骨髓抑制有关。慢性肝病发展至肝硬化常导致脾肿大，从而扣留了通过脾脏的血小板，使其驻留时间增加，导致血小板更新和清除加快，使血液循环中血小板减少，或者减少了刺激巨核细胞分泌成血小板的细胞因子,或者通过损伤骨髓"原工厂",截断生产源头(图12.12)。

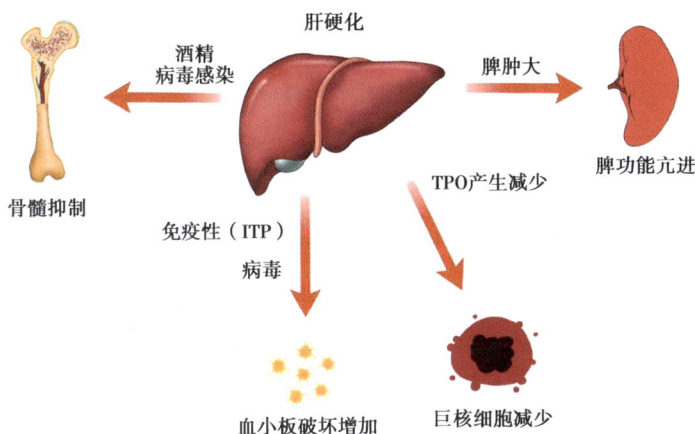

图 12.12　慢性肝病导致血小板减少症

12.3.4　其他疾病

机体是一个循环不可分割的整体,因此大多疾病会触发多种机制共同导致血小板减少。这些疾病既可以引起血小板生成减少,又可以导致血小板破坏增多等,明确这些疾病在治疗上定会事半功倍。

1.糖尿病伴发血小板减少症

糖尿病患者体内白细胞黏附和吞噬作用下降,病原体感染的易感性增加,相关病原体可抑制骨髓巨核细胞生成血小板,同时病原体抗原与抗体复合物沉积在血小板表面又可导致血小板破坏过多。

糖尿病患者存在代谢紊乱,尤其是 B 族维生素和叶酸缺乏可引起血小板无效生成,出现骨髓巨核细胞数正常而产血小板率降低。磺脲类和双胍类降糖药物是治疗糖尿病的常用药物,可干扰 DNA 合成,抑制细胞有丝分裂,引起骨髓增生低下,导致血小板生成减少(图 12.13)。

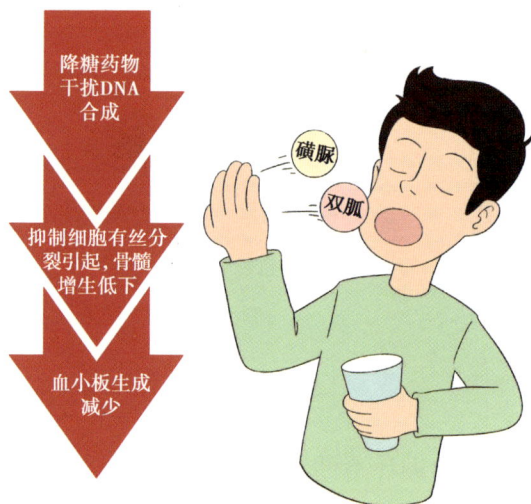

图 12.13　糖尿病伴发血小板减少症

2.妊娠相关血小板减少症

在妊娠期间,由血容量增加所致的相对性血液稀释、血小板破坏加速等原因,血小板计数会轻度下降(降低约 10%),此种现象为生理性,被称为妊娠相关血小板减少症,是妊娠期血小板减少最常见的原因(70%~80%)。

妊娠期病理性血小板下降的原因主要包括妊娠特异性疾病(如子痫前期、HELLP综合征、妊娠期急性脂肪肝等)和非特异性疾病(如ITP、自身免疫病、病毒感染、TTP等)(图12.14)。

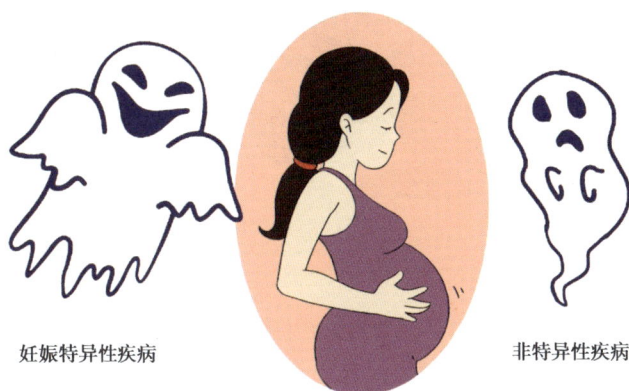

妊娠特异性疾病　　　　　非特异性疾病

图12.14　妊娠相关血小板减少症

3.实体瘤相关血小板减少症

实体瘤患者出现血小板减少症主要考虑与治疗(化疗、放疗、靶向治疗和免疫治疗)、骨髓侵犯、微血管病变和免疫性因素有关。各种因素导致血小板破坏增加,生成减少(图12.15)。

血小板减少是一种病因比较复杂多样的疾病,除上述所介绍的相关疾病外,各种药物、手术、肾脏疾病等都可以导致血小板减少。该疾病的发生对人体健康所造成的不利影响和损害不可估量,因此,我们一定要深刻认识到血小板减少的严重危害性,在受到疾病侵害的第一时间就能够及时选用合适的方式来对其进行针对性的治疗,这样才能降低血小板减少所造成的损害。

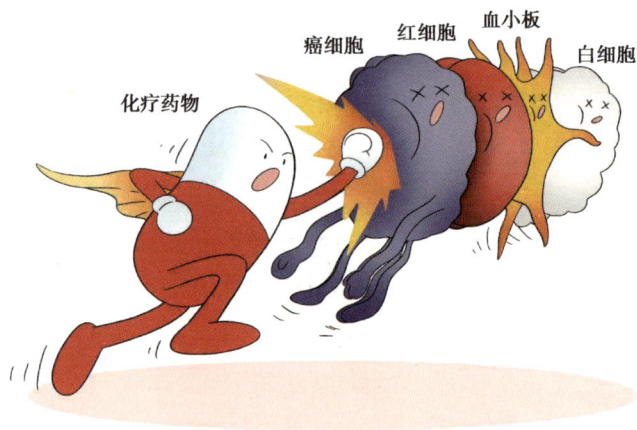

图 12.15　实体瘤相关血小板减少症

（陆军军医大学第二附属医院　冯一梅，王丹）

第十三章
弥散性血管内凝血

自19世纪首次被描述以来,弥散性血管内凝血(disseminated intravascular coagulation, DIC)就被认为是一种非常严重的疾病,可能会危及生命。现在,让我们来了解DIC到底是什么吧!

13.1　认识弥散性血管内凝血

弥散性血管内凝血,简称DIC,听起来很复杂,尤其是对非医学专业的人士来说理解起来相当困难。这里我们用接地气的方式来解释DIC,帮助大家理解DIC。

首先,我们得了解一下人体的止血、抗凝和纤溶系统。人体就像一个大型工厂,这些系统就像是工厂里的不同部门,各司其职,它们的主要职责就是保持血液在血管内顺利流通和保证器官正常供血。当人体受伤流血时,就像工厂出了故障,这时血小板和凝血因子就像工人迅速出动,修补损伤,形成血块堵住出血,这个过程就是凝血。但是,凝血要受到管束,不能让血块在其他部位形成,也不能无止境地形成,否则会出问题。这时就得靠抗凝系统上场,控制血块的范围。而纤溶系统就像工厂里的清洁工,当损伤修复完成后,需要清理掉残存的血块,恢复血管畅通,使血液正常流动。很重要的一点是,止血、抗凝和纤溶系统这三个部门必须要互相协调、精诚合作、达到一个平衡点才能保证工厂正常运作。

　　然而,当发生 DIC 的时候,这三个系统的平衡就被打破了。DIC 其实就是三个系统协作失调的结果。起因有很多,医学上称为 DIC 的诱因。DIC 常见的诱因包括各种类型的感染(如病毒、细菌、真菌)、创伤、肿瘤,以及孕妇生产过程中可能出现的羊水栓塞、胎盘早剥等(图 13.1)。各种诱因刺激凝血系统失控,形成大量血块,堵塞血管,影响器官供血,导致严重损伤。随后,过度的凝血导致凝血因子和血小板被消耗殆尽,抗凝和纤溶系统又被过度激活,患者就会出现明显的出血症状(图 13.2)。因此,DIC 其实是一种复杂的疾病,不是单一的问题,而是一系列诱因导致系统失调的结果。

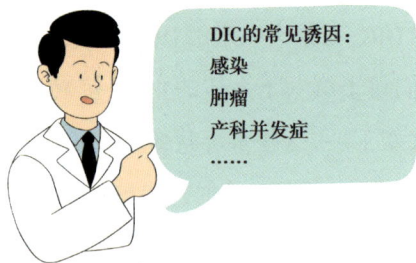

DIC的常见诱因:

感染
肿瘤
产科并发症
......

图 13.1　DIC 的常见诱因

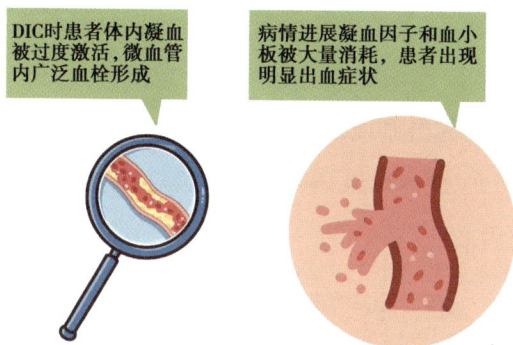

DIC时患者体内凝血被过度激活，微血管内广泛血栓形成

病情进展凝血因子和血小板被大量消耗，患者出现明显出血症状

图 13.2　DIC 的病理特点

当理解了什么是 DIC 以后，我们会对为什么它叫这个名字有一种顿悟。它的命名其实是对这个疾病的发病过程和特点的总结。弥散性血管内凝血中的"弥散性"表示凝血和出血现象广泛分布于全身多个器官；"血管内"表示血凝块的形成和出血过程发生在血管内部；"凝血"是 DIC 的一个主要特征，即血液中的凝血系统异常激活，导致过多的血凝块形成。

13.2　弥散性血管内凝血的临床表现

DIC 常常会导致出血、微循环障碍、栓塞和溶血性贫血等一系列问题。除了显眼的出血症状，DIC 的其他临床表现往往需要专业医生才能准确识别。患者的临床表现会受到病因、起病速度以及病情进展的影响，因此，不同患者的临床表现可能差异很大。

出血是 DIC 最突出的临床表现，发生率为 80%~90%。在急性 DIC 中，出血情况通常相当严重且范围广泛。有些患者甚至可能在肢体末梢皮肤出现蓝紫色的"地图形状",这是一种大面积的皮下出血,是身体发出的危险信号(图13.3)。除此之外,常见的出血现象还包括牙龈出血、鼻出血、胃肠道出血、肺部出血、颅内出血、尿液中带血等,其中颅内出血是致命的主要原因之一。

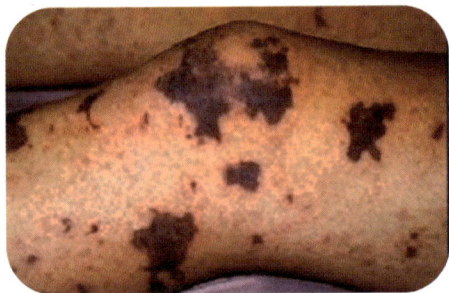

图13.3 DIC的皮肤出血

除了过度出血,DIC还会带来休克或微循环障碍。休克就是血液循环出了问题,导致全身缺氧和器官血流灌注不足的一种严重疾病状态。休克的症状包括血压下降到无法测量的地步,心跳加快、脉搏虚弱,呼吸困难,甚至出现神志异常,肾功能障碍以及其他器官功能失调,就像身体在搞"大罢工"。

此外,DIC还会导致全身或局部出现微血栓和栓塞。常见的栓塞部位包括肾脏、肺部、皮肤、胃肠道和大脑等,具体的症状取决于血栓形成的位置。比如,肺部血栓栓塞可能导致急性呼吸窘迫综合征;肾脏血栓形成可能导致肾功能衰竭;而大脑血栓形成可能导致神志不清、昏昏欲睡,甚至昏迷。

　　DIC还会引发微血管病性溶血性贫血,这是因为红细胞在通过微血栓纤维网时受到机械破坏而破裂。患者可能会出现疲劳、乏力、头晕、心跳加快、黄疸等溶血性贫血的症状。

13.3　弥散性血管内凝血的诊断

　　DIC是一种相当复杂的疾病,诊断起来也并不是一件简单的事情。要确定患者是否患有DIC,医生需要结合患者的基础疾病、临床表现和各种检查结果来进行诊断。涉及的检查包括血常规、凝血功能、凝血因子、D-二聚体、纤维蛋白(原)降解产物等。但是要注意的是,DIC是一个非常动态的病理过程,不能仅仅依靠一个检查结果就下定论。因此,医生需要进行全面的分析和持续的监测。

　　当患者出现明显的出血症状时,DIC的可能性就会变得更大。这种出血可能会出现在皮肤、牙龈、鼻腔、消化道和泌尿道等各个部位。但是要记住,这种广泛出血并不一定就是DIC,其他疾病比如凝血因子缺乏、误食鼠药、抗凝药物过量等也可能引起类似的症状。因此,医生要作出准确的诊断,就需要进行细致的鉴别。

13.4　弥散性血管内凝血的治疗

　　DIC是一种相当严重的疾病,治疗起来也是相当麻烦的。治疗DIC并没有一个万能的标准方案,需要根据每个患者的具体情况来制订个性化的治疗方案。简单来说,治疗DIC的首要任务就是找出导致DIC的根源,并尽快终止这个病理过程。找出根源就是要治疗引发DIC的原始疾病,只有解决了根源问题,DIC才有可能被治愈。此外,治疗DIC还包括一系列措施,比如输注血浆、补充凝血因子、输注血小板、抗凝治疗、抗纤溶治疗等。但是具体要采用哪些治疗方式,需要血液科医生根据患者的具体情况作出决定。

总的来说,DIC是一种由感染、创伤、肿瘤等疾病引起的危及生命的综合征。它的临床表现主要包括出血、休克和多脏器功能受损。虽然DIC是个大麻烦,但我们并不是束手无策。DIC的诊断以及治疗都需要专业医生,很多时候需要多个专业的医生一起精诚合作。就像面对一道难题,我们需要找到正确的解题思路才能解决问题。

(重庆医科大学附属第二医院 谭小燕)

第十四章

血栓性疾病

14.1 "栓"住的生命通道

老王平常身体看起来很健康，但有一天早上起床时发现一侧的手和脚都不能动了，家里人赶紧把他送到医院检查，医生告诉他患了一种叫"脑梗死"的血栓性疾病。那么，什么是血栓性疾病呢？

14.1.1 什么是血栓性疾病？

血栓性疾病是由血栓形成和血栓栓塞两种病理过程导致的一系列疾病的统称。老百姓熟知的"心肌梗死""脑梗死"便属于血栓性疾病，对人类健康威胁极大。据统计，在美国，死于心肌梗死和血栓性脑卒中的患者占疾病总死亡人数的30%。我国的一项调查资料显示，血栓性疾病的发病率和死亡率均高居各种疾病之首，且仍呈逐年上升之势。如何预防和早期识别血栓性疾病，是降低死亡率和致残率的关键。

　　血管损伤发生出血时,止血是一种正常的生理反应,也是发生血栓的基础。生理状态下,人的止血系统像是一台被精密控制的机器,既能够在创口周围形成血栓堵塞伤口,防止血液继续流失,同时又限制血栓进一步蔓延,不至于使全身其他部分出现不必要的血栓。然而,某些病理因素可能影响"机器的平衡程序",从而促进血栓的形成,其中最主要的因素是血管结构的病理变化和血液本身有凝固倾向(图14.1)。血管结构的病理变化一般为获得性疾病,如心肌梗死、深静脉血栓形成、肺栓塞、血栓性脑卒中等;而血液本身有凝固倾向则多为先天性血栓性疾病,如抗凝物质缺乏、纤溶缺陷等,现在常称这一类疾病为"易栓症"。

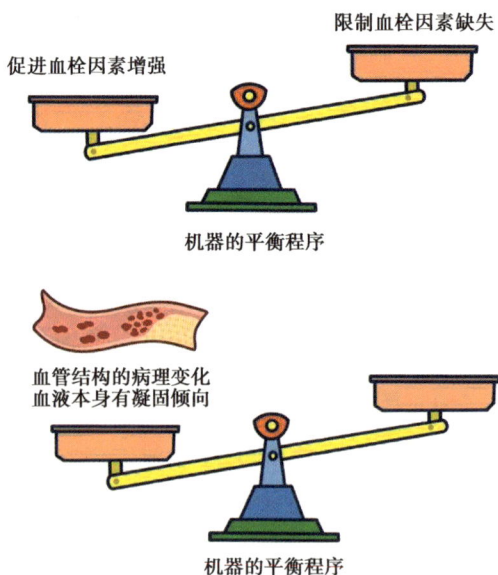

图14.1　止血系统需要平衡

14.1.2　血栓性疾病是如何形成的？

正常止血系统包括六大因素：血小板、血管内皮、凝血因子、抗凝血物质、纤溶蛋白和抗纤溶蛋白，它们就像止血系统这台"精密机器的主要零部件"。当血管损伤发生出血时，血小板会首先跑到损伤部位聚集起来，和伤口部位的内皮细胞黏附在一起，形成血小板血栓；随后组织因子就像一个"开关"，它会开启血液凝固系统，使凝血因子激活，促进纤维蛋白原发生交联形成纤维蛋白，最终形成更加稳固的血栓。但当血栓波及未受损伤的正常血管内皮细胞时，抗凝血物质（抗凝血酶和活化蛋白C）和纤溶系统便开始工作，将已经形成的血栓降解掉，从而使血栓被局限在创口周围，实现止血（图14.2）。

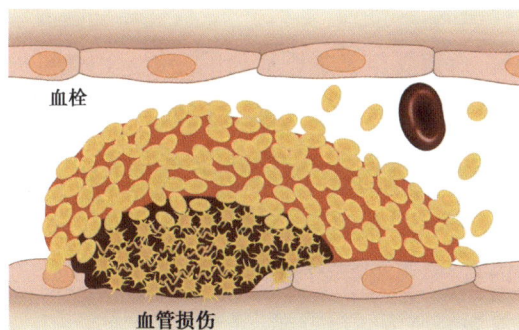

图14.2　血小板血栓

病理状态下，止血系统这台机器中某些零部件发生了故障。比如血小板数量显著增多或聚集功能增强时，血栓形成的机会就显著增加了；凝血因子、纤维蛋白原浓度增高也是血管疾病和血栓形成的高危因素;而先天和后天的抗凝酶或活化蛋白 C 缺乏则有可能导致静脉血栓。许多疾病如肿瘤、急性早幼粒细胞白血病、羊水栓塞等会产生组织因子及多种促凝物质,容易导致血栓,对生命的威胁极大。

14.1.3 血栓性疾病的常见病因

①血流异常。不同血流速度形成的血栓类型是不同的。动脉血栓是血液快速流动产生的。快速血流产生的高切变力使得血小板聚集,但仅有少量纤维蛋白和红细胞参与,因此,动脉血栓不稳固易脱落,又称为"白血栓"。动脉血栓形成后可导致血管部分或完全阻塞,一旦脱落可形成远处栓塞。静脉血栓主要是由血流缓慢导致的,由纤维蛋白、红细胞、白细胞和血小板组成,又称为"红血栓"。静脉血栓较为稳固,常导致血管阻塞,血流受阻又加剧血栓的形成。由此可见,动脉血栓和静脉血栓形成的高危因素是不同的。

②血管损伤。血管损伤是动脉血栓形成的主要因素。血管内皮损伤、粥样斑块破裂、动脉瘤、血管切开等均是血栓形成的高危因素,常见的原因包括手术、化疗、肿瘤压迫血管、长期卧床导致局部血流缓慢或循环障碍。

③凝血异常。先天或后天原因导致的易栓倾向,即易栓症。遗传性的蛋白 C、蛋白 S、抗凝血酶Ⅲ缺乏,以及获得性的抗体产生,都可导致血液高凝。手术、长期制动、妊娠、口服避孕药、口服激素、肿瘤化疗等常导致暂时性凝血异常,常在病

程后期发生血液高凝,是产生血栓的高危因素。肿瘤、炎症性肠病、肾病综合征、血管炎、抗磷脂综合征、骨髓增殖性肿瘤等常伴有凝血因子或纤维蛋白原增高,从而导致血栓的发生。

④血小板异常。血小板数量过高或聚集功能过强均可诱发血栓,可见于冠状动脉性疾病、血管炎、心脏瓣膜病、骨髓增殖性肿瘤等。

⑤纤溶系统异常。纤溶系统的生理功能是负责将局部血管形成的血栓"溶解",但急性早幼粒细胞白血病、心脑肾脏手术、病理产科等会影响纤溶系统的工作,使已经形成的血栓不易被处理掉。

14.1.4 血栓性疾病如何治疗?

遗传性的血栓性疾病重在筛查和早期诊断,发生过血栓或家族成员中发生过血栓事件的患者应全面筛查蛋白C、蛋白S、抗凝血酶Ⅲ、纤维蛋白原、纤溶酶原、狼疮抗凝物等。高度怀疑得了易栓症的患者应进行出凝血基因检测。

除遗传性血栓性疾病外,大多数血栓性疾病是后天发生的,因此,应尽快启动抗栓治疗:根据血栓发生的部位、类型和时间不同采用抗栓、溶栓、介入或外科治疗。值得强调的是,血栓一旦发生,治疗应越早越好。脑梗死和心肌梗死应尽量在6小时之内就医,最好在4.5小时之内进行介入取栓或者溶栓治疗。因此,有"时间就是大脑""时间就是心肌""黄金6小时"等说法(图14.3)。不能介入或外科手术的情况可选择药物抗栓治疗,主要包括抗血小板药物、抗凝药物及抗栓药物。抗血小板药物包括阿司匹林、氯吡格雷、噻氯匹定等,常用于心绞痛、心肌梗死、脑卒中等疾病。抗凝药物包括肝素、低分子肝素、华法林、达比加群、利伐沙班、阿哌沙班等,常用于急慢性静脉血栓、心房颤动栓塞并发症、早期DIC等疾病。抗栓药物包括阿替普酶、瑞替普酶等,用于溶栓治疗。

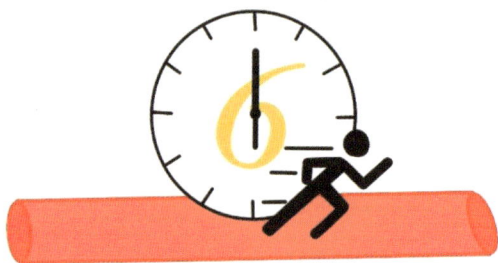

图14.3 黄金6小时

(重庆医科大学附属第二医院 曾瀚庆;绘图 莫婷婷)

14.2 深静脉血栓

人体的静脉分深静脉和浅静脉两个系统,深静脉所处位置较深,常位于肌肉之间,肉眼不能看到,而我们平时能看到的"青筋"其实是浅静脉。深静脉血栓(deep vein thrombosis,DVT)是血液在深静脉内非正常凝结引起的静脉回流障碍性疾病,常见于股静脉、腘静脉、门静脉及肠系膜静脉等。血栓脱落可以引起肺动脉栓塞,严重的可导致患者死亡。

14.2.1 发生深静脉血栓的危险人群

发生深静脉血栓的危险人群主要是长期卧床、大手术或创伤后、肢体制动、肿瘤、有家族史的患者。这些患者可能出现静脉壁损伤、血流缓慢和血液高凝状态，从而导致深静脉血栓的形成。另外，经常长途飞行的人群也要警惕深静脉血栓的形成。尤其是乘飞机时，经济舱座位空间相对狭窄，乘客活动受限，较少的活动使血液流动减慢，容易导致深静脉血栓的形成。这种在长途飞行中发生的深静脉血栓，也称为经济舱综合征。但其实头等舱中的旅客如果不重视预防，那么也容易导致深静脉血栓的形成。

14.2.2 深静脉血栓的临床表现

深静脉血栓形成可出现局部疼痛、肿胀；血栓远端血液回流障碍，血栓出现部位的远端胀痛、水肿。如在下肢出现深静脉血栓，活动后可能加重，抬高患肢又可能减轻，同时血栓部位可出现压痛。

严重的下肢深静脉血栓可出现股青肿，这是由于血栓堵塞了髂静脉和其所有的侧支，导致静脉回流严重受损，肢体缺血；同时患肢剧痛，患肢皮肤的皮温降低，皮肤呈现出青紫色。如果处理不及时的话，患肢可发生坏疽，甚至患者可能出现休克。

深静脉血栓还可以脱落。血栓脱落后随血流流动，并栓塞血管引起相关脏器的功能障碍,如堵塞肺动脉引起肺栓塞的临床表现。有些长期卧床的患者,刚开始进行下床活动训练,起床后有可能感觉胸闷不适、憋气、心跳明显加速,严重的会呼吸心跳停止。

深静脉血栓还可出现血栓后综合征,这种情况一般出现在深静脉血栓的慢性期,主要表现为患肢水肿、色素沉着、湿疹、静脉曲张,病情严重时患肢可出现溃疡。这种综合征的发生率为20%~50%。

14.2.3　如何诊断深静脉血栓?

深静脉血栓需要专业医生结合患者的基础疾病、临床表现、辅助检查等作出诊断。首先,患者有存在深静脉血栓形成的高危因素,如长期卧床、大手术或创伤后、肢体制动、肿瘤、有家族史。其次,患者有深静脉血栓形成的临床表现。最后,采用影像学检查加以证实。目前血管彩超最为常用,是无创、可重复、安全的血栓筛查手段。但深静脉造影仍然是目前诊断深静脉血栓的金标准。近年来,CT血管成像(CTA)也能显示大部分血管的栓子,对于老年患者或者有插管禁忌、病情严重的患者可以考虑选用。

目前借助影像学检查手段对深静脉血栓进行诊断其实并不困难,更重要的是要关注导致深静脉血栓形成的根本病因。有些血栓形成由原发病引起,需要对原发病进行治疗。有的患者发生深静脉血栓时年纪较轻,医生要注意询问既往血栓史和患者的家族史。因此,除了临床诊断深静脉血栓,还要找到形成血栓的病因,并尽可能根除病因。

总之,当患者有深静脉血栓的高危因素,有可能的深静脉血栓临床表现时,应该寻求专业医生进行诊治,以便尽早明确诊断、接受恰当的治疗。

（重庆医科大学附属第二医院　黄曦）

14.3　动脉血栓

日常生活中,血栓性疾病发病率越来越高,动脉粥样硬化、脑卒中、周围动脉疾病等都是动脉血栓疾病。动脉血栓形成是一种严重的情况,会在患者的血管或心脏中形成一个或多个血凝块,从而阻断血流,或者血块脱落移动到身体的其他地方。如果移动的血块卡在关键部位,它可能会导致脑卒中和心脏病发作等危及生命的情况。

14.3.1　什么是动脉血栓?

动脉血栓是指在动脉内形成血凝块,导致血流受阻或部分受阻(图 14.4)。动脉是输送富含氧气的血液到身体的各个部位的血管。血栓在动脉内形成时,会扰乱正常的血液流动,导致组织损伤或器官功能障碍。动脉血栓可以发生在全身不同的动脉中,包括供应心脏、大脑或四肢的动脉。动脉血栓形成的后果取决于血块的位置和大小。在某些情况下,动脉血栓会导致严重的并发症,如心脏病发作、脑卒中或肢体缺血,如果不及时治疗,会导致组织损伤甚至组织死亡。

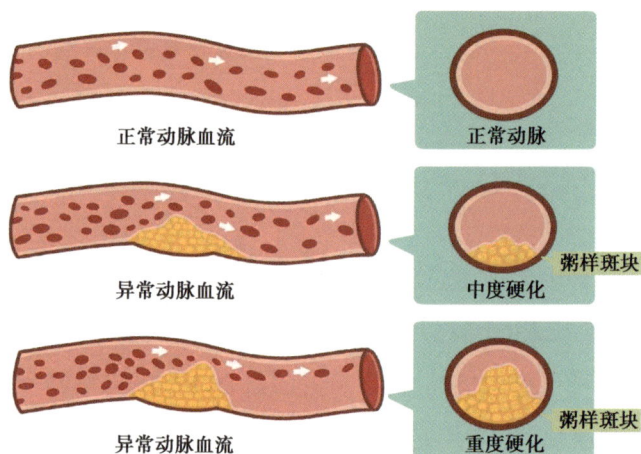

图14.4 动脉血栓的形成

14.3.2 动脉血栓形成的危险因素

动脉血栓形成的危险因素包括动脉粥样硬化、吸烟、高血压、高胆固醇水平、糖尿病、肥胖、某些遗传因素和久坐的生活方式。饮食不当也会增加动脉血栓形成的风险,例如摄取高饱和脂肪、反式脂肪、高胆固醇和加工食品的饮食会促使动脉粥样硬化的发展,从而增加动脉血栓的发生率。动脉血栓形成的风险还会随着年龄的增长而增加。与绝经前的女性相比，男性患动脉血栓的风险较高，但绝经后的女性患病风险会增加。动脉血栓的形成还可能有遗传倾向，有动脉血栓、心脏病或脑卒中的家族史的人会增加患病风险。除此之外，以前经历过动脉血栓或其他心血管事件的人，复发的风险会增加。但是，我们可以通过改变生活方式、定期体检和坚持治疗来降低动脉血栓的发生率。

14.3.3　动脉血栓的症状

动脉血栓的症状取决于血栓的位置和严重程度，以及受影响的器官或组织。下面是一些身体不同部位的动脉血栓的常见症状（图 14.5）：

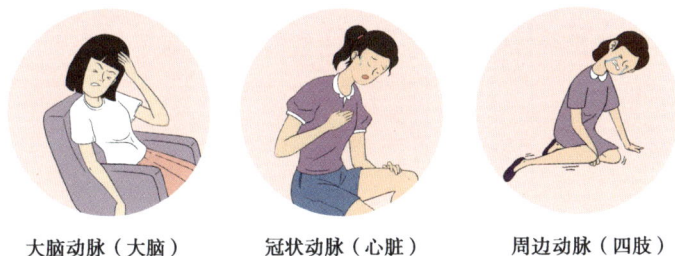

大脑动脉（大脑）　　冠状动脉（心脏）　　周边动脉（四肢）

图 14.5　身体不同部位的动脉血栓的常见症状

①大脑动脉（大脑）：突然的严重头痛；虚弱或麻木，通常发生在身体的一侧；说话困难或听不懂话；身体失去协调或平衡；一只或两只眼睛的视力变化或丧失；头晕或失去知觉；意识混乱或精神状态改变。

②冠状动脉(心脏):胸部疼痛或不适(心绞痛),可能放射到手臂、肩膀、下巴或背部;呼吸急促;出汗;恶心或呕吐;疲劳。

③周边动脉(四肢):疼痛,通常在小腿或大腿肌肉,在行走或用力时加重(间歇性跛行);患肢发冷或麻木;肢体的脉搏微弱或消失;皮肤苍白或发蓝;疮或溃疡不愈合或愈合很慢;严重时出现坏疽(组织死亡)。

值得注意的是,动脉血栓有时可以在没有明显症状的情况下发生,特别是在早期阶段或血栓较小的情况下,这被称为沉默的或无症状的血栓形成。然而,如果血块增长或完全堵塞动脉,就可能会导致突发和严重的症状。如果你出现任何可能表明动脉血栓的症状,特别是与心脏或大脑有关的症状,那么必须立即寻求医生帮助。及时地诊断和治疗,对减少并发症和维护受影响器官或组织的健康至关重要。

14.3.4 动脉血栓的治疗方法

动脉血栓的治疗取决于血栓形成的具体位置、严重程度和个人情况,治疗的主要目标是恢复受影响区域的血流并防止进一步形成血块。具体的治疗方法将由医生根据个人的情况、血栓形成的位置和其他相关因素来决定。如果你怀疑有动脉血栓形成,那么必须及时就医,接受适当的诊断和治疗,遵医嘱坚持服用处方药物,如抗凝血剂或抗血小板药物。在某些情况下专业医生会开具处方,使用一种溶解血栓的药物,以迅速分解血栓。此外,根据患者情况,医生可以进行外科手术,将血栓从动脉中取出。

(重庆医科大学附属第二医院　曹春)

14.4　血栓性微血管病

　　血栓性微血管病(thrombotic microan-giopathy,TMA)是一种罕见、致死率高、累及多系统的微血管病变,它犹如一位神出鬼没的刺客,隐秘而危险。TMA主要病理特点为小血管内皮细胞的病变,包括血管内皮细胞肿胀、管腔狭窄,部分小血管腔内可见明显血栓形成。TMA是病理诊断,其病因复杂、命名多样,包括临床上熟知的血栓性血小板减少性紫癜(TTP)、溶血性尿毒综合征(HUS)等,其他还包括抗磷脂综合征(APS)和系统性红斑狼疮相关的TMA、硬皮病肾危象继发TMA、造血干细胞移植相关的TMA及恶性高血压所致的TMA等。此外,一些药物也可能诱发TMA,包括环孢素、他克莫司、西罗莫司等免疫抑制剂类药物,化疗药及一些靶向药物等。

　　风湿性疾病是一类免疫系统相关的疾病,可以影响关节、皮肤、肝脾淋巴结及其他内脏器官等部位。在风湿性疾病相关的并发症中,尤其是严重并发症中,TMA占据重要地位,严重影响患者生存和预后。

在风湿性疾病中,免疫系统的异常活化会导致炎症反应和血小板聚集,这可能导致血管内膜受损和血栓形成的风险增加。血栓可以形成在小血管中,阻碍血液流动,并导致局部组织缺血和损伤。可见风湿性疾病就是TMA背后的主使,它引发的炎症反应和血小板聚集,给予TMA发生发展的物质基础。当然TMA背后的主使不止是风湿性疾病,其他可能导致血管炎症和血小板聚集的因素,都可能成为TMA的始作俑者。

TMA背后常见的风湿性疾病主要包括系统性红斑狼疮(SLE)、APS、系统性硬化症和ANCA相关血管炎等。以SLE为例,SLE并发TMA的发病率为0.5%~10%,此类患者与单纯SLE患者相比,病情更重,预后差,须早期积极干预。在1例TMA"行刺案件"中,受害者是一名12岁的女性患儿,病初全身水肿、尿少、皮肤溃疡伴感染,有血小板减少及贫血,肾功能损害,抗核抗体(ANA)及抗心磷脂抗体(ACA)阳性,肾脏病理示弥漫球性增生性狼疮性肾炎Ⅳ-G(A)伴TMA,明确诊断为SLE继发APS及TMA,使用血浆置换、甲泼尼龙、环磷酰胺、丙种球蛋白、血液透析滤过及抗凝、抗感染等救治,但奈何此"刺客"过于凶险,在如此多的治疗手段之下,患儿病情并没有明显改善。

SLE患者发生TMA表现的病因复杂多样,如发生继发性TTP、产志贺氏毒素大肠埃希氏菌相关HUS等。此外,如果患者并发APS、继发性干燥综合征、恶性高血压等疾病也可诱发TMA。不同病因所致的SLE并发TMA治疗原则不同,给临床工作带来了极大的挑战。

血栓性微血管病的症状取决于受累的器官和组织,也就是说患者的症状取决于"刺客"攻击何处,主要表现为微血管病性溶血性贫血、血小板减少,可有神经系统、心血管系统及肾脏损伤。最常受累的是神经系统,患者出现头痛、意识模糊、局灶症状、癫痫、脑卒中、昏迷等;胃肠道受累患者出现腹痛、恶心、呕吐、腹泻等;肾脏受累患者可出现蛋白尿、血压增高和肾功异常,此时尤其需要和狼疮性肾炎相鉴别。少数患者可能发生心脏受累,表现为心律失常、心肌梗死、心力衰竭,甚至心源性猝死等。诊断血栓性微血管病需要综合考虑临床症状、体征和实验室检查结果。

治疗血栓性微血管病的目标是抑制炎症反应和减少血小板聚集,同时防治血栓形成,也就是直击"刺客"背后的主谋。常用的治疗手段包括非甾体抗炎药、免疫抑制剂、抗凝药物和抗血小板药物,部分患者需要使用血液净化、血浆置换和生物制剂等。临床医生需要针对具体疾病类型和患者的病情制订个体化的治疗方案。早期发现和积极治疗可以减轻症状,提高患者的生存率和生活质量。

(重庆医科大学附属儿童医院　杨曦)

14.5　移植相关血栓性微血管病

移植相关血栓性微血管病(transplantation-associated thrombotic microangiopathy，TA-TMA)也称为移植后血栓性微血管病，是一种危险性很高的移植早期并发症。这个疾病主要是由于移植的过程中使用了大剂量化疗药、免疫抑制剂等药物，或者其他的因素，损伤了血管内皮，进而发展而成的。它特异性的表现有：肾功能障碍、神经系统功能障碍，以及通常在移植后20～100天出现血管内溶血等。国际血液和骨髓移植研究中心(CIBMTR)开展的一项回顾性注册研究，纳入23 665例儿童和成人，结果显示异基因造血干细胞移植后3年的TA-TMA的累积发生率为3%。

14.5.1　TA-TMA 的发病机制和危险因素

目前认为，TA-TMA 的危险因素有高龄、女性、原发性癌症、非亲缘供者移植、大剂量白消安预处理、人类白细胞抗原(HLA)错配、非清髓性移植、全身照射、免疫抑制剂的使用、mTOR 抑制剂与钙调磷酸酶抑制剂联用、急性移植物抗宿主病和感染。

TA-TMA 的发病机制涉及血管内皮细胞损伤和补体系统异常活化。而血管内皮细胞损伤的出现可能是多种因素共同作用的结果。如预处理过程中应用的大剂量化疗药物、环孢素或他克莫司等免疫抑制剂、移植后发生的移植物抗宿主病、全身照射、移植过程中发生的感染等各种因素造成血管内皮细胞损伤,进而导致微血栓的形成,最终发展成TA-TMA。

14.5.2 TA-TMA的临床表现

TA-TMA通常在移植后100天内发生,其临床表现为高血压、肌酐升高、微血管病性溶血性贫血伴血小板减少、乳酸脱氢酶升高、外周血涂片可见破碎红细胞以及尿常规可见不同程度的血尿或者蛋白尿。

TA-TMA可以表现为轻度、自限性疾病,也可以表现为重度、进展较快的疾病,后者死亡率是相对较高的。目前TA-TMA的病情严重程度的异质性原因尚不清楚。大多数患者的血液系统异常可以逐渐缓解,但部分患者的高血压和肾功能异常可以持续存在,甚至逐渐发展为终末期肾病。部分患者还会出现多器官受累,有肺动脉高压、多浆膜炎症、消化道出血等胃肠道症状,以及头痛、癫痫、视觉障碍、意识混乱等中枢神经系统异常。

14.5.3 TA-TMA的诊断

TA-TMA通常根据特征性临床表现和实验室化验结果进行诊断。目前已经提出了不同的诊断标准,但尚未统一(表14.1、表14.2),绝大多数要求满足以下条件:乳酸脱氢酶升高;

外周血涂片可见破碎红细胞;贫血;血小板减少(血小板计数 <50×10⁹/L 或血小板计数较基线水平减少≥50%);血清结合珠蛋白降低;Coombs 试验阴性;肾功能异常(图14.6)。

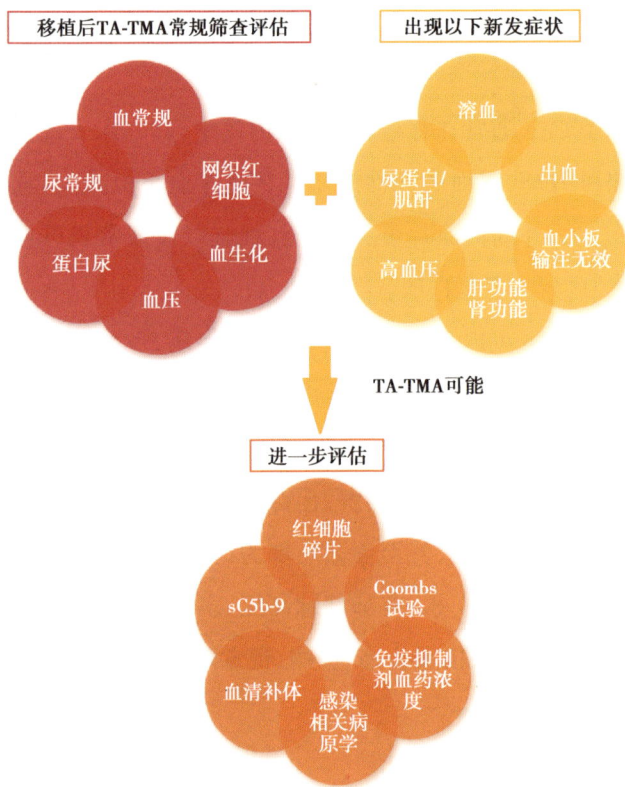

图 14.6 TA-TMA 的临床诊断与评估

表 14.1　移植相关性血栓性微血管病国际诊断标准

诊断标准	外周血破碎红细胞	乳酸脱氢酶	肾功能	Coombs试验	血小板减少	血红蛋白	血清结合珠蛋白	终端补体激活
CTN (2005)	≥2个/高倍视野	升高	肌酐高于正常值2倍或肌酐清除率降低50%	阴性	—	—	—	—
IWG (2007)	>4%	突然/持续升高	—	—	持续/进行性减少	下降/输血需求增加	降低	—
Cho等 (2010)	≥2个/高倍视野	升高	—	阴性	持续/进行性减少	下降	降低	—
Jodele等 (2015)	有	升高	尿蛋白≥300 mg/L/高血压	—	减少	下降/输血需求增加	—	sC5b-9升高

表14.2 移植相关血栓性微血管病诊断和治疗中国专家共识 (2021年版)

组织活检有微血栓证据或满足以下7项实验室或临床指标中的5项：
①乳酸脱氢酶（LDH）超过正常值上限；
②蛋白尿（随机尿蛋白超过正常值上限或随机尿蛋白/肌酐≥2 mg/mg）；
③高血压（年龄<18岁：血压高于同年龄、性别和身高的健康人群血压正常参考值的上限；年龄≥18岁：血压≥140/90 mmHg）；
④新发的血小板减少（血小板计数<50×10⁹/L或血小板计数较基线水平减少≥50%）；
⑤新发的贫血（血红蛋白值低于正常参考值下限或输血需求增加）；
⑥微血管病变证据（外周血中存在破碎红细胞或组织标本的病理学检查结果提示微血管病）；
⑦终末补体活化（血浆sC5b-9值高于健康人群正常值上限）

注：sC5b-9：可溶性补体膜攻击复合物；①②③：考虑TA-TMA的诊断，需密切监测；②+⑦：提示预后较差，考虑及早干预。

　　肾脏活检也可以作为TA-TMA的诊断，其肾脏活检表现为：肾脏的组织学检查显示系膜溶解，伴坏死性小动脉和肾小球病变以及肾小球内和肾脏的小动脉血栓。但移植后患者再进行有创操作往往是非常困难的，结合临床表现和实验室指标进行诊断往往更具有可靠性和临床实用性。

14.5.4 TA-TMA的治疗

　　TA-TMA的治疗可以分成两个部分：一般治疗和药物治疗。

　　1.一般治疗

　　一般治疗主要包括以下方面：

①治疗高血压:存在TA-TMA相关高血压的患者应使用降压药控制血压。用于TA-TMA患者的最佳降压药尚不清楚。对于有蛋白尿的患者,首选血管紧张素转换酶抵制剂(ACEI)或血管紧张素Ⅱ受体阻滞剂(ARB),因为研究显示这些药物对非糖尿病慢性肾脏病(CKD)患者有效。

②停用致病药物:异基因造血干细胞移植的患者通常会使用免疫抑制剂来预防移植物抗宿主病(GVHD),这些药物被认为是TA-TMA的危险因素。当考虑是TA-TMA时,可以考虑停用相应药物。

③透析/血浆置换:当患者因肾功能不全而出现利尿剂无效的水钠潴留、难治性高钾血症或代谢性酸中毒和尿毒症时,应当考虑透析;血浆置换则可以清除患者自身抗体和补体激活产物,在部分TA-TMA患者中有效。

2.药物治疗

当病情较重时可以考虑采用以下药物治疗方法:

①利妥昔单抗:利妥昔单抗是一种针对CD20的单克隆抗体,数项小型病例研究显示,利妥昔单抗可帮助TA-TMA患者缓解症状;如果使用利妥昔单抗,则剂量通常为375 mg/m^2,一周1次,共给药4次。

②依库珠单抗:依库珠单抗是一种针对C5补体成分的单克隆抗体,研究显示其对补体介导的血栓性微血管病有效。来自观察性研究的有限数据表明,该药可能对部分TA-TMA患者有效。

③去纤苷：去纤苷是一种单链寡脱氧核糖核苷酸，用于治疗重度肝静脉闭塞症。一项纳入12例TA-TMA患者的研究显示，早期使用去纤苷使约半数患者达到完全缓解。

14.5.5　TA-TMA 的预后

TA-TMA是造血干细胞移植后严重并发症，若不及时治疗，死亡率为50%~90%，尤其高危患者死亡率高达80%。死亡率如此高的确切原因尚不清楚，但可能与累及多个器官（肾脏、肺或心脏）的血管内皮细胞损伤的直接并发症，或急性GVHD及感染的并发症有关。TA-TMA的预后通常是不好的，但在临床上，我们可以通过一些措施来预防其发生，并且密切监控相关指标，早期进行干预。

（陆军军医大学第二附属医院　孔佩艳，唐书翰）

第十五章
出凝血疾病护理

15.1　血小板减少性疾病的护理

　　血小板减少是血液系统最常见的疾病,血小板减少可能会增加出血的风险,甚至危及生命。患者积极配合治疗的同时,掌握一些正确的护理措施,不仅能改善自己的症状,还能加快疾病的康复。

　　血小板减少性疾病患者在治疗过程中,不可避免地会输注血小板。其中,我们经常会遇到这些问题:输注血小板会不会过敏?输注速度有没有要求?输注之后是不是就可以止血?等等,这些都会在本章找到答案。

15.1.1　血小板输注的那些事

1.血小板档案（图 15.1）

血小板档案

姓名：血小板

样貌：如右图

正常值：（100~300）×10⁹/L

寿命：身体里7~14天

　　　机采血小板5天

特长：缝缝补补（止血、凝血）

保存方法：离体后20~24 ℃常温保存，不可冷藏

特别注意：震荡保存

血管里我长这样　　离体后我长这样

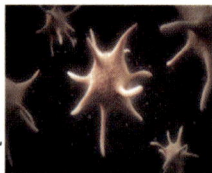

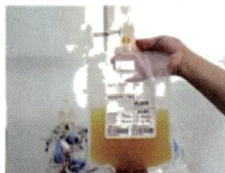

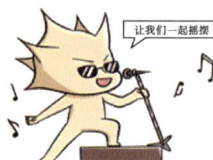

让我们一起摇摆

图 15.1　血小板档案

2.血小板输注指征

通常每输注 1 个治疗量单采血小板可升高血小板计数 $20×10^9/L \sim 30×10^9/L$。

①血小板计数 $> 50×10^9/L$，可不输注；倘若存在血小板功能异常伴有明显出血，可输注。

②血小板计数 $10×10^9/L \sim 50×10^9/L$，伴有明显出血，应输注。

③血小板计数 $\leqslant 10×10^9/L$，应立即输注。

3.血小板输注速度

输注前要轻摇血袋,混匀,以患者能耐受的最快速度输注,以便迅速达到止血水平。一个治疗量单采血小板输注时间不超过30分钟。血小板不能冷藏,主要原因是血小板遇冷后在形态上会发生变化,由盘状变成球状,容易聚集和破坏,输入体内存活期短。

4.血小板输注常见不良反应

①发热反应。

原因:因患者接受非自身的血小板可能会产生血小板抗原和抗体免疫反应,导致血小板有破坏现象,出现发热等不良反应。

临床表现:一般表现为畏寒、寒战,发热,在输注血小板过程中或输注数小时后发生。发热反应在输血反应中比较常见,输注血小板者0.5%~3%发生该反应,尤其常见于多次输注血小板者。输血性发热反应一般不太重,数小时后消退,偶尔非常严重,甚至危及生命。

治疗:暂停输注血小板,保持静脉滴液,迅速对发热反应进行判断,以排除溶血性及细菌污染性反应引起的发热;注意保暖,肌注异丙嗪等抗组胺药物或地塞米松5~10 mg,并口服少量镇静、解热药物,如阿司匹林或扑热息痛,寒战严重时注射哌替啶或静脉注射10%葡萄糖酸钙;对怀疑细菌性污染所致的发热,应先给予广谱抗生素,并立即将血样送实验室做细菌培养。

②过敏反应。

原因:过敏反应是由IgA同种免疫、异型变异原、不同个体间IgG重链抗原性存在差异等引起的,也有部分过敏反应见于先天性IgA缺乏的个体。

临床表现:输注血小板过程中或者输注后患者可能会出现荨麻疹、皮疹、喉头水肿,甚至过敏性休克等过敏反应。其程度轻重不一,通常与症状出现的早晚有关。症状出现越早,反应越严重。根据轻重程度,过敏反应可分为以下3种。轻度过敏反应,输注血小板后出现皮肤瘙痒,局部或全身出现荨麻疹。中度过敏反应,出现血管神经性水肿,多见于颜面部,表现为眼睑、口唇高度水肿;也可发生喉头水肿,表现为呼吸困难,两肺可闻及哮鸣音。重度过敏反应,发生过敏性休克。

处理:根据过敏反应的程度给予对症处理。轻度过敏反应,减慢输注血小板速度,给予抗过敏药物,如苯海拉明、异丙嗪或地塞米松,用药后症状可缓解。中、重度过敏反应,应立即停止输注血小板,根据医嘱皮下注射1∶1 000肾上腺素0.5~1 mL或静脉滴注氢化可的松或地塞米松等抗过敏药物。呼吸困难者给予氧气吸入,严重喉头水肿者行气管切开。循环衰竭者给予抗休克治疗,监测生命体征变化。

③无效输注。

血小板输注可以用来治疗严重血小板减少导致的出血,一般情况下输注后血小板会有明显上升。但有些患者输注血小板后,血小板计数不仅不升高,有时反而下降,称为血小板输注无效。血小板输注后无效,考虑是患者长期输注血小板,出现血小板抗体引起的;但也有可能是非免疫性血小板消耗导致的,比如其间伴有感染、发热以及出血等,导致血小板消耗过多。

15.1.2 血小板减少性疾病患者的日常护理

血小板减少性疾病患者的日常生活护理也至关重要。患者要保持愉悦的心情,避免精神过度紧张,保持个人卫生,预防各种感染,特别注意防止外力。下面我们就来为大家介绍血小板减少性疾病患者在日常生活中的护理措施。

①活动护理。血小板减少性疾病患者避免剧烈活动和碰撞,以免引起出血,可根据血小板计数进行活动。当血小板计数 $< 50×10^9/L$ 时,患者应减少活动,增加卧床休息的时间;当严重出血或血小板计数 $< 20×10^9/L$ 时,患者必须绝对卧床休息。

②饮食护理。血小板减少性疾病患者忌食辛辣、刺激、粗糙、坚硬的食物;鼓励进食高蛋白、高维生素、适量纤维、易消化的软食或半流质饮食。

③预防出血的十大必备技能:

要点一　避免剧烈运动,预防关节出血。

要点二　避免坚硬饮食,预防消化道出血。

要点三　避免用力排便,预防颅内出血。

要点四　避免剧烈咳嗽,预防颅内出血。

要点五　避免情绪激动,预防颅内出血。

要点六　避免头部磕碰,预防颅内出血。

要点七　避免用力抠鼻,预防鼻黏膜出血。

要点八　避免用硬牙刷,预防牙龈出血。

要点九　避免过烫热水,预防皮肤黏膜出血。

要点十　避免用力揉眼睛,预防眼底出血。

④自我观察。当发生下列症状时,如皮肤黏膜有出血点或瘀斑、呼吸急促、脉搏弱、皮肤湿冷,血尿、血便或黑便,脸色苍白、头痛、头晕、恶心、呕吐、意识障碍等,请及时到医院就诊。

15.1.3　ITP的答疑解惑

王女士,28岁,公务员,患有原发免疫性血小板减少症(ITP),血小板计数一直低于正常值,结婚3年一直未怀孕生孩子。经仔细询问得知,王女士担心自己的疾病对怀孕有影响,她担心会影响孩子健康,会加重自己病情……想必很多ITP女性患者对于怀孕都是有很多疑问的,这里我们就来一一解惑。

问题1:ITP患者可以怀孕吗?

(1)ITP患者有以下情况是不适合怀孕的:

①血小板数计数 $< 30 \times 10^9/L$,因血小板数值较低,怀孕期间很可能出现出血情况,进而危及孕妇和胎儿健康,不建议怀孕。

②有明显出血表现,尽管部分患者血小板数值并不算太低,但仍有难以控制的出血症状。这样的患者妊娠期间反复

或严重出血的可能性大,治疗难度大,能够成功分娩的概率偏低,此时不建议怀孕。

③基础病情复杂的患者:ITP患者如果同时有血压、血糖、血脂等指标异常,其孕产风险会明显升高,不建议怀孕。

(2)ITP患者有以下情况是适宜怀孕的:

①血小板计数 $> 30×10^9/L$,且无明显出血。

②ITP病情控制稳定后获得医师建议计划妊娠。

问题2:ITP患者怀孕期间应注意什么?

①需要定期监测血小板计数,生活中避免磕碰等可能引起出血的活动。

②当血小板偏低或有出血症状时,需要绝对卧床休息,限制活动,尽早到医院就诊。

③血小板计数 $> 30×10^9/L$,无出血表现,可随访观察。当血小板计数 $< 30×10^9/L$,伴活动性出血或准备分娩时,需要适当提升血小板计数,达到相对安全的水平。

④接受糖皮质激素治疗的ITP孕妇,孕期要监测血压、血脂、血糖、体重。

⑤产后仍维持药物治疗或出现新生儿持续性血小板计数减少,需咨询医生是否哺乳。

⑥相关研究显示,自然分娩时血小板计数 $< 30×10^9/L$,剖腹产时血小板计数 $< 50×10^9/L$,出血风险会明显增加。

问题3:ITP患者怀孕会遗传给下一代吗?

目前并没有充分的证据证实ITP会遗传给下一代。然而对于某些患有ITP的孕妇来说,体内的血小板抗体却有可能通过胎盘媒介传递给宫内胎儿,导致新生儿出生后可能发生一过性血小板减少,但并非遗传所致。ITP患者分娩的新生儿发生中度血小板减少(血小板计数 < $50×10^9$/L)的风险较低(发生率 < 15%),重度血小板减少(血小板计数 < $20×10^9$/L)发生率不足5%,颅内出血的风险也非常低(发生率为0%~1.5%),因此,各位准妈妈也不必太过担心。

15.2　过敏性紫癜患者的饮食原则

过敏性紫癜是一种常见的血管变态反应性疾病,表现为皮肤紫癜,严重者引起胃肠道、肾脏损害以及关节疼痛。由于疾病名称中有过敏二字,因此很多患者担心自己吃得不对,加重过敏症状,从而加重疾病。过敏性紫癜患者该怎么吃呢?下面这些饮食原则要注意:

①饮食总原则。饮食管理是过敏性紫癜患者疾病治疗和预后的重要环节之一。急性期饮食方面重点在"严格控制"以避免加重病情或导致复发;稳定期饮食方面则总体宜以清淡为主,以渐进为度,逐渐恢复至正常饮食的"营养均衡、荤素搭配"。

②避免食用引起过敏的食物。停止食用可能引起过敏的食物,如牛奶、鱼、虾、蟹、羊肉、海鲜等异种蛋白类,避免接触可疑过敏原(图15.2)。

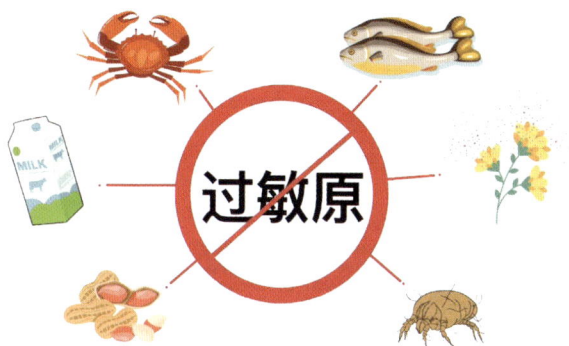

图 15.2　避免接触可疑过敏原

③有肾脏损害的患者应限制盐及水分摄入,有消化道出血的患者应暂禁食,好转后可逐步由流质、半流质逐渐到普食。

④多吃富含维生素 C 的食物,如柚子、橙子、柑橘、苹果、柠檬、草莓、猕猴桃、西红柿以及各种绿叶蔬菜。

（重庆医科大学附属第二医院　马海霞）

15.3　血友病/血管性血友病常见问题解答

病例介绍

刘小伟(化名),男,29岁,工人。经常鼻出血、牙龈出血、皮肤青紫、关节肿痛等。近期因骑摩托车外伤后四肢皮肤出现大片瘀斑,右侧肢体大腿出现巨大血肿,自感肿胀、疼痛后到医院就诊。经诊断他患了血友病 A。自从知晓自己病情后,刘小伟感到非常的无助与彷徨,他有许多的担心,最后护士为他耐心地一一作了解答。

15.3.1　有血友病家族史的人都会遗传到血友病吗?

有血友病家族史的人都会遗传到血友病吗?

不一定,这个与血友病遗传机制有关,有一定的概率。

听说血友病"传男不传女",是真的吗?

这不是绝对的。如果妈妈是血友病携带者或患者,爸爸是血友病患者,那么所生的女儿很可能会患血友病。

15.3.2　"伤不起"的血友病——血友病患者在生活中应注意些什么?

①家庭防护注意事项:

血友病患者尽量避免使用尖锐物品,如刀、剪、针等。如必须使用尖锐物品,则需要在使用期间格外小心,并戴上防护手套。在生活中要注意指甲不能过长以免划伤出血,尽量穿宽松的衣服、舒适的鞋子以方便行动。此外,刷牙时使用软毛刷,避免牙龈出血。

②日常工作注意事项:

避免从事易受伤的工作和劳动;工作中要避免磕碰及剧烈的运动,动作要轻柔,防止因外伤导致出血事件。

③饮食注意事项:

饮食上,避免食用一些坚硬、辛辣、刺激性食物,如带刺的鱼类、带坚骨的肉类、坚果等,以免引起口腔和消化道出血。

④运动注意事项:

日常锻炼可以做一些适当的活动,避免剧烈运动,保证充足的休息和睡眠,不熬夜。出血急性期,患者尽量卧床休息,避免外出活动,当恢复后可适量增加活动量,尽早进行预防治疗。

⑤就医注意事项:

血友病患者在生活中出现健康问题,尽量采取口服药物的方式进行治疗,避免肌内注射。如果必须通过注射进行治疗,则应采用较细的针头注射药物,在注射后用棉签按压注射位置直至不出血。血友病患者未经过医生许可,不要服用阿司匹林、非甾体类抗炎药及影响血小板功能的相关药物,以免损伤胃黏膜引起出血。如果必须接受手术,则应到血友病中心就诊,必要时进行多学科会诊,根据手术大小补充凝血因子,保证围手术期安全。此外,到医院就诊时,血友病患者不要隐瞒病情,要和医护人员说清楚血友病病史。

⑥心理卫生注意事项:

心理健康与身体健康同等重要。当出现压力、焦虑、抑郁等问题时,要注意心理调适。如有心理问题及时到心理咨询门诊进行咨询,千万不要讳疾忌医。

15.3.3 血友病会传染吗?

> 我得了血友病,会传染给家人吗?

> 不会,血友病不具有传染性。

> 家人会因为接触我的血液而得此病吗?

> 普通人群与血友病患者的血液、体液、分泌物和排泄物接触,均不会患上血友病。

15.3.4 如何保护血友病患儿不受磕碰,尽量减少出血次数?

血友病患儿的家庭安全尤为重要,它可以较好地避开出血或损伤的潜在危险。外出游玩时,家长要带患儿到相对安全的地方,要提前预料危险,尽量避免伤害。玩耍当中家长要随时提醒患儿注意安全。如果遇到磕碰,应尽快进行替代治疗,使患儿的凝血因子活性保持在相对安全的水平,减少出血的风险。总之,保护血友病患儿的安全,降低磕碰风险,对减少出血次数十分重要。在照顾血友病患儿时,家长要做到多提醒、早预判、早发现、早预防。

婴儿期的血友病患儿照护要点:在凸出的桌角或边缘安装防撞垫;在婴儿床的四周设置围栏;建议使用安全座椅,并且婴儿坐椅子上时需要使用安全绑带;不要单独把婴儿留在浴缸里;楼梯上设置安全门;移走较低位置的橱柜中的尖锐或易碎的餐具;移走容易绊倒的家具;把童车放在地板上,防止翻落等。

学龄前期的血友病患儿照护要点:学步期时可以放低儿童床垫的位置或直接放在地板上;建议选择柔软没锐角的玩具;使用安全座椅;不建议无人监护的攀爬或从高处跳下的行为。孩子可以自行行走后避免过度打闹;可采取一些保护手段,如进行滑冰、骑自行车等运动时佩戴头盔、护肘、护膝等。此外,还要注意坚持刷牙,注意口腔卫生,必要时看牙医。

学龄期的血友病患儿照护要点:可以给患儿耐心讲一些让人明白道理的故事,鼓励引导向听话的孩子学习,表扬好的行为;建立好的生活行为习惯,防止易伤行为;给患儿穿高帮鞋或靴子保护踝部。患儿进入学校前应考察学校的软硬件设施是否安全,并和老师建立良好的关系,及时沟通。外出可以携带血友病卡片(上面有基本情况介绍、监护人及治疗中心的联系方式)。学习上,家长可以去发现患儿的兴趣点,陪他尽兴玩耍,引导科学的兴趣爱好,培养成就感与成功感;平时练习画画、琴、按摩球等改善多动行为。对于"熊"孩子,需要耐心引导。此外,还要观察发育状况,如果出现发育障碍或多动症,则需要找专业的医生进行就诊咨询。

15.3.5　患血友病后,饮食上应该注意些什么?

建议进食高蛋白质、高维生素、营养丰富的食物(如动物肝脏、蛋类、瘦肉、水果等),减少脂肪及糖分摄入。不宜食用坚果类、刺激性及尖刺类食物,以减少口腔及消化道出血的风险。使身体质量指数(BMI)保持在正常范围,适当控制饮食,防止营养热量过度。超重及过度肥胖会增加关节负担,因此一定要注意体重管理。

我可以吃些什么食物呢?

除了一些坚硬、带刺的食物,基本上可以正常饮食。注意饮食均衡合理,避免过饮过食而导致肥胖,增加关节负担。

我可以吃火锅吗?

可以,但需避免过烫过辣,因过烫过辣的饮食可能导致胃黏膜损伤而引起消化道出血。

15.3.6　患血友病后可以运动吗?

当然可以,在充足的凝血因子保护下是可以适度活动的。运动是发展和保持良好肌肉力量的重要因素,适当的运动有利于身体健康。

血友病患者适度运动,可增强肌肉力量,增加关节稳定性。同时,坚持运动能避免肥胖导致的关节负担加重,缓解压力和焦虑。如果完全不运动,则反而容易导致肌肉萎缩。

此外,运动还能促进身心愉悦,保持健康的身心状态。应结合个人的喜好、兴趣、能力、身体状况选择危险等级较为安全的运动。最好避免身体强烈对抗和碰撞的运动,如足球、橄榄球、拳击、摔跤以及高速运动。鼓励进行一些非对抗性运动，如游泳、散步、高尔夫球、羽毛球、自行车、乒乓球、太极拳等(图15.3)。

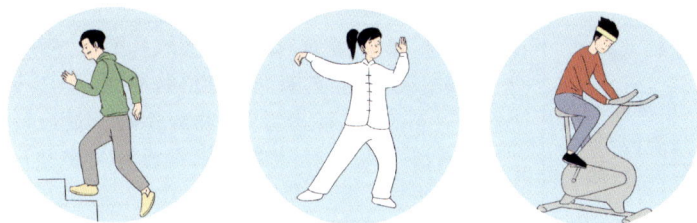

图15.3　鼓励进行非对抗性运动

在运动之前，要做好准备工作，比如运动所需用物、热身运动、冰袋等。热身运动很重要，它能改善肌肉协调能力，预防或减少肌肉、肌腱韧带的伤害，并且能大大减少在运动过程中损伤的可能，比如踝关节、腕关节、膝关节等部位损伤。常见的热身运动包括原地踏步跑、高抬腿、肩部绕环、转体运动、手腕关节运动等。

运动危险度分级参考美国血友病基金会(National Hemophilia Foundation)"运动危险系数评分表"，见表15.1。

表15.1　运动危险系数评分表

危险评分	运动内容
安全(1分)	水上运动、射箭、椭圆机、钓鱼、飞盘投掷、高尔夫球、徒步、浮潜、健身自行车、游泳、太极拳、步行
安全-中度危险 (1.5分)	自行车、循环训练、飞盘、健身球、划船机、滑雪机、跑步机、普拉提、塑身训练

续表

危险评分	运动内容
中度危险 （2分）	有氧运动、保龄球、有氧拳击、潜水（休闲）、跳绳、跳舞、攀岩（室内）、轮滑划船、跑步/慢跑、网球、简易棒球、极限飞盘、瑜伽
中度危险-高度 危险（2.5分）	棒球、篮球、排球、垒球、橄榄球（美式）、壁球、啦啦操、体操运动、田径运动、空手道、跆拳道、武术/功夫、骑马、漂流、滑冰、滑雪（下坡）、滑雪（屈膝旋转法）、滑雪板、滑板滑水、水肺潜水、滑板车（非电动）、山地自行车
高度危险 （3分）	自行车越野赛、摩托车赛、雪地摩托、滑板车（电动）、潜水（竞技）、拳击、摔跤、足球、英式橄榄球、曲棍球、长曲棍球、举重、攀岩（野外）、蹦床

15.3.7　发生出血，血友病患者该怎么做？

　　血友病患者关节出血早期可仅表现为关节针刺感或麻胀感，此时开始凝血因子替代治疗可以及早控制出血，这个时期是止血治疗的"黄金期"。作为血友病患者及家属学会出血早期的家庭护理至关重要。

　　①血友病患者应注意识别重要脏器的出血，如颅内出血、咽喉部出血、消化道出血、泌尿道出血、腹膜后深部肌肉出血等，这些部位出血常会导致严重后果。一旦发现这些部位的出血，除常规治疗外，应及时到就近的医疗机构或血友病中心进行诊治。根据出血部位不同而开展相应的护理。

　　②口、鼻腔出血时勿吞咽血液，可含漱冰冷的生理盐水，

宜进食温凉软食或流食；可对面颊部进行冷敷，以减少出血，也可用0.1%去甲肾上腺素棉球或明胶海绵压迫止血，必要时遵医嘱注射凝血因子，请口腔或耳鼻喉科医生介入处理。

③关节、肌肉出血时，观察出血量，勿热敷或按摩，出血早期及时使用RICE疗法辅助止血，尽快输注凝血因子。RICE疗法即协助并指导患者在出血期绝对卧床休息；观察出血部位，对出血位置进行压迫；抬高患肢；每次冰敷受伤的部位15~20分钟，每2小时1次，达到收缩血管止血的目的，注意避免冻伤（图15.4）。

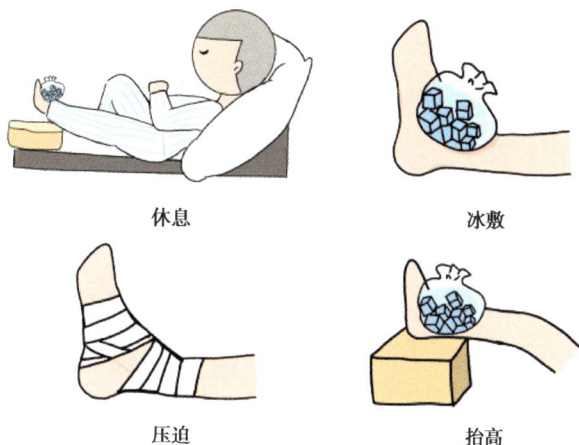

休息　　　冰敷

压迫　　　抬高

图15.4　RICE疗法辅助止血

④消化道出血：若呕血、黑便，必要时禁食禁饮，应紧急就医处理，及时注射凝血因子及辅助止血药物。

⑤泌尿道出血：尿血时应鼓励多饮水，以便冲洗膀胱，及时注射凝血因子，应紧急就医处理。

⑥颅内出血时,应紧急就医处理。应避免搬动患者身体,以减少颅内继续出血;头偏向一侧,预防呕吐;使用降低颅内压药物,注意观察患者生命体征。

⑦凝血因子的输注:遵医嘱及时补充凝血因子,给予输注新鲜冰冻血浆或冷沉淀时,避免发生交叉感染;输注过程中密切观察患者生命体征,注意观察有无过敏反应。

⑧在出血控制24小时后可逐步开始出血关节的活动,促进关节积血的吸收。

15.3.8 血友病患者出现口腔问题如何应对?

血友病患儿应从牙齿萌生时开始定期进行口腔科检查。多颗牙齿萌出后,患儿可以使用指套牙刷或软毛牙刷,搭配含氟牙膏,每天清洁牙齿,建议6岁前的刷牙由父母或照顾者进行,刷牙时避免用力过大而损伤牙龈及牙齿。对不易清洁的牙缝建议使用牙线或牙间隙刷清洁牙缝。刷牙频率建议为每天2次。对于年龄在10~14岁的患儿,应考虑牙齿矫正评估,以确定是否存在与牙齿过度拥挤相关的口腔问题。

血友病患者尽可能避免有创的口腔治疗。就诊中应告知口腔科医生血友病病史或在血液科门诊寻求多学科协作。拔牙或口腔内手术前,提前监测有无凝血因子抑制物,制订凝血因子输注计划,制订个体化的口腔诊疗方案。总之,保持良好的口腔卫生非常重要,可预防牙周炎和龋齿引起的牙龈出血。血友病患者一定要牢记,口腔问题要关注,预防很重要,有问题及时检查评估,多学科一起来诊疗,切勿把小问题拖成大问题。

15.3.9 血友病患儿可以接种疫苗吗?

我的小孩有血友病,他可以接种疫苗吗?

可以,《中国血友病管理指南(2021 版)》指出,血友患者可以进行皮下注射,而疫苗接种主要以皮下注射为主。

那在打针前后需要注意些什么问题呢?

在进行皮下注射前,建议提前输注凝血因子预防出血;打针后注意增加按压时间,注意观察穿刺点出血情况。

1.接种注意事项

①轻型患儿经医生诊治,病情平稳,无自发性出血的可以接种疫苗。

②中间型、重型患儿经医生诊治,病情平稳,无自发性出血、规律替代治疗的患者,可在注射当天或第 2 天进行疫苗接种。

③世界血友病联盟(WFH)建议患者接种肺炎链球菌疫苗、流感疫苗、甲型和乙型肝炎疫苗。WFH 建议此类患儿避免接种含有活病毒的疫苗(水痘疫苗、黄热病疫苗、轮状病毒

疫苗、口服脊髓灰质炎疫苗和麻腮风联合疫苗)。

2.血友病患儿接种方式的选择

①首选皮下接种,能够用皮下接种的方式进行疫苗接种的,应尽最大的可能进行皮下注射。

②对于只可用肌内注射这一种方式进行接种的疫苗,应该采取如下措施:

首先,在注射之前应该进行凝血因子替代治疗,在输注完凝血因子之后必须尽快进行疫苗的接种。

其次,在注射之前用冰袋对注射的局部位置进行5分钟的冰敷,能够有效减缓注射局部的血流速度,减少注射后的出血量。

最后,在可选用的范围之内选取最小号的针头进行注射,以有效地减轻损伤。在疫苗注射完毕之后,还应该对注射的局部位置进行至少5分钟的压迫止血。

15.3.10 血友病患者如何自我注射?

1.注射前注意事项

①注射前到血友病中心接受自我注射培训。

②注射前需多向专业的护士学习,并在其指导下实际操作3~5次,经过护士评估可以实施自我注射后,方可在家里进行自我注射。

③注射前保持心情放松。

④选择安静舒适的场所,做好桌面消毒和清洁工作,在桌面上铺治疗巾。

⑤用物要备齐:可准备医疗箱放置用物(消毒液、压脉带、注射器、棉签、胶布等),每样物品最好准备2份以上,用物准备齐全有利于提高注射成功率。

2.注射流程

①按照六步洗手法用肥皂水或消毒液洗手。

②在注射部位上端扎压脉带。

③用酒精或碘伏对注射部位消毒。

④手持静脉输液针的针柄,针尖斜面朝上,将针以20°~30°角刺入静脉(图15.5);感到突破感后,在软管里可见回血,说明输液针进入静脉。

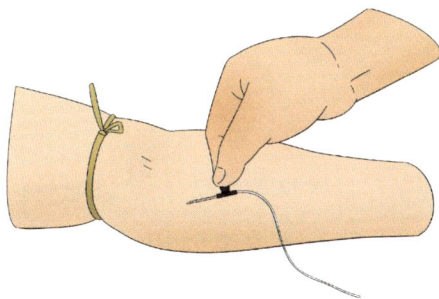

图15.5　注射角度

⑤将针放平至与皮肤表面持平,然后轻轻插入1~2 cm。

⑥用胶带将针柄固定妥当。

⑦轻轻地向后拉注射器的活塞,检查针头是否正确定位。若看到血液在软管中回流,就可以开始输注。

⑧松开压脉带。

⑨开始输注凝血因子,以平稳的压力轻轻推动注射器的活塞。浓缩凝血因子应按照包装内说明的速度注入,并检查注射区域是否出现异常。

⑩注射完毕,取下输液针,用棉球在穿刺点按压至少5分钟。

⑪将所有针头弃置到锐器盒中,并按要求处理瓶子和注射器。

3.注射结束后注意事项

①医疗垃圾勿乱弃:注射后医疗垃圾统一处理,切勿随意丢弃。

②做好自我注射记录:需及时做好自我注射的记录,这些正确、及时的信息,对患者本人及医务人员跟踪血友病的病程变化很有帮助。

4.药品保存注意事项

①凝血因子尽量密封隔离保存:可以把凝血因子单独保存或放在密闭的小箱子里,在冰箱中隔离储存,切勿直接将药品和冰箱内壁直接接触。

②注意药品有效期:在使用凝血因子前注意查看药品使用期限,一定要在有效期内使用,同时还要注意生理盐水有效期;药品及生理盐水启封后建议立即使用。

③凝血因子的保存温度:凝血因子通常需保存在2~8 ℃的冰箱中,切勿冷冻(具体保存方法以药品说明书为准)。若

外出旅行,可将其放在保温容器内。

15.3.11　血友病携带者/血管性血友病(VWD)患者怀孕了怎么办?

对于血友病携带者/血管性血友病患者,可进行基因检测,以确定致病突变情况。建议孕妈妈首先要进行遗传咨询,了解如何避免生下患有血友病/VWD的孩子,其次还要咨询该疾病对妊娠的影响,以及分娩方式对母体的影响。

血友病携带者除了要进行基因检测,还应在妊娠前确定FⅧ或FIX水平。及早进行孕前咨询,了解是否遗传血友病基因。怀孕后应进行绒毛膜取样(妊娠第10~14周)或羊膜穿刺术(从妊娠第15周开始)。之后,医生根据产前诊断结果制订个体化分娩的计划。

如果VWD的表型较轻,则极少考虑终止妊娠。对于已知VWF致病突变的患者,应及早到血液科及妇产科门诊进行咨询,或寻求多学科协作,进行羊膜穿刺术以诊断或排除胎儿VWD的可能性,从而为分娩制订治疗计划。

作为一名血友病携带者/VWD孕妈可能会非常焦虑,应多与血友病中心或者血液科医护人员沟通,寻求帮助,做到优生优育,安全生产健康的宝宝。

(重庆医科大学附属第二医院　吴霞;绘图　莫婷婷)

15.4　弥散性血管内凝血的护理基础

弥散性血管内凝血(DIC)不是一个独立的疾病,它是伴发于某种基础疾病的一种严重的病理状态。弥散性血管内凝血患者的重点护理指标主要围绕一般护理、症状护理以及心理护理等方面展开。以下是详细的重点护理指标。

15.4.1　一般护理

患者必须绝对卧床休息,意识障碍患者应采取保护性约束等措施,防止患者发生安全意外。

需评估患者是否为压疮高风险,如为高风险患者应采取预防压疮措施,如按时为患者翻身、使用保护皮肤工具及功能性敷料、注意床铺的清洁和干燥、观察衣服有无皱褶。

注意全身营养,应根据基础疾病制订合理的饮食方案,一般选择高蛋白质、高热量、高维生素及易消化的食物。消化道有出血的患者根据出血情况来确定,是否需要禁食禁饮;酌情给予冷流质食物;密切观察患者的病情变化,记录患者24小时出入量。

15.4.2　症状护理

出血的护理:出血为弥散性血管内凝血的最常见的早期症状之一。多为突然发生,少数隐袭出现。多见于皮肤、黏膜、伤口或注射部位渗血;严重者可表现为胃肠道、呼吸道、泌尿生殖道乃至颅内出血。护理人员应密切观察患者的出血倾向,如皮肤、口腔、鼻腔、消化道、泌尿生殖道等有无出血不凝现象,应避免酒精擦浴,限制侵入性治疗,以免加重出血;静脉穿刺、骨髓检查等侵入性穿刺后,局部按压至出血停止。若有血疱、紫癜性大片坏死时,要用无菌敷料包扎;保持床铺清洁、干燥,衣服和被单应柔软,翻身操作宜轻;每天应观察记录皮肤出血点的面积大小、颜色深浅、软硬度等。避免使用非甾体类药物。

休克护理:DIC患者微循环障碍甚至衰竭,可表现为四肢末梢循环不良、尿少、血压下降、发绀、呼吸困难等。应24小时监测患者生命体征,注意观察意识、表情、皮肤色泽和肢端温度、脉搏、血压与脉压、尿量、中心静脉压、动脉血气等,并详细记录。安排患者绝对卧床休息为主,如患者发生休克取中凹卧位,呼吸困难者取半坐卧位,同时注意保暖。维持患者呼吸道通畅,供给充足的氧气;尽快给予静脉输液,建立双通道;按医嘱给药,维持水、电解质、酸碱平衡,维持血压。

微血管栓塞的护理:观察皮肤有无点状、块状瘀点或瘀斑,四肢末端有无发绀;观察患者有无腰背疼痛、少尿、无尿或血尿,是否出现恶心、呕吐、意识障碍、出血倾向加重、氮质血症、高钾血症及代谢性酸中毒等一系列尿毒症表现,如有则应立即通知医生。当患者出现呼吸困难、气急、胸闷、发绀、呼吸浅快、三凹征等症状时,应立即通知医生,实施抢救。

15.4.3 心理护理

DIC是一种严重疾病,对患者和家人来说可能会有很大的心理压力。医护人员应提供情绪支持和教育,解释病情和治疗方案,帮助患者和家人应对困难和焦虑。

(重庆医科大学附属第二医院　朱静)

15.5 静脉血栓栓塞症的预防

15.5.1 日常生活注意事项

①戒烟酒:烟草中的尼古丁可使血管收缩,影响微循环;过量饮酒会使血细胞受损,从而增加血栓发生的风险。

②控饮食:清淡饮食,忌食油腻、辛辣刺激等食物。多摄入富含膳食纤维的新鲜蔬菜水果,减少肥肉、油炸等高脂肪食物摄入。适量多吃鱼肉、牛羊肉,可以在一定程度上预防动脉粥样硬化。

③多饮茶:茶可以抑制血小板凝集,病情允许的情况下,每天饮茶1 500~2 000 mL,以稀释血液,降低血液黏稠度,从而预防血栓形成。

④勤锻炼:加强运动,避免久站久坐,以减轻血液淤滞,促进血液回流。对行动不便的人,进行被动按摩和运动,促进血液循环。

⑤勤洗澡：热水能促进血液流动，减少血液淤滞和凝固，增加溶栓能力。

⑥鞋袜松：衣服、鞋袜不要太紧，若太紧则会让血液循环不畅，血流速度减慢，从而促使血栓的形成。

⑦衣衫暖：注重保暖，防止末梢血管收缩，以利于血液流动。

⑧抬下肢：若没有心功能异常，卧床休息时可以抬高下肢，抬起的位置可高于心脏，以促进下肢血液循环，防止下肢肿胀。

15.5.2　卧床时采取功能锻炼方法

①踝泵运动：保持平卧位或坐位，最大限度勾脚，脚尖朝向自己，保持3~5秒，然后最大限度向下绷直脚尖，保持3~5秒，最后以踝关节为中心做360°环绕。每天3~4次，每次20~30组。

②股四头肌功能锻炼：股四头肌是大腿前面的主要肌肉之一。锻炼方法：保持平卧，绷直双腿，使股四头肌收缩，维持10秒，然后放松10秒，再将双脚背用力向上勾起，伸直双腿并抬高至离开床面20 cm，维持5秒后缓缓放下。每天3~4次，每次20~30组。

15.5.3 弹力袜的使用

1.什么是弹力袜?

由于地心引力,人体静脉的静水压在脚踝处最高。弹力袜采取压力梯度设计,脚踝区最紧,越往上越松,产生一种把血液从下往上挤压的力量,从而起到促进血液回流的功效。应选用弹力适中的弹力袜,切忌过紧或过松,以免影响治疗效果。

2.穿弹力袜的注意事项

①穿着时间:穿弹力袜的最佳时间是在早上起床后下床前,或者抬高下肢8分钟,促进静脉回流后再穿。

②弹力袜因需要具有高度压力,故比一般丝袜穿着困难,初次穿者需保持耐心多练习几次,即可驾轻就熟。

③勤剪手脚指甲,在干燥的季节要涂润肤霜,预防脚后跟皮肤皲裂,避免刮伤弹力袜。

④弹力袜在清洗时要用中性洗涤剂在温水中(不超过30 ℃)手洗,不要强拧及滚筒甩干,可以用干毛巾吸除多余的水分,于阴凉处晾干,勿置于阳光下或人工热源下晾晒或烘烤。

⑤可以24小时穿着,每次更换时间不超过30分钟,有些患者晚上睡觉可以脱掉(遵医嘱)。

⑥在使用弹力袜期间,应每天脱下弹力袜,进行皮肤、肢体的评估:如出现皮肤过敏、损伤等症状,应立即脱去弹力袜,

并给予对症处理。若出现下肢肿胀、疼痛、皮温凉、足背动脉搏动减弱或消失等情况,应立即脱去弹力袜,评估下肢血液循环情况,测量腿围,并告知医生,根据医嘱确定是否需再次使用或更换合适的弹力袜。弹力袜有褶皱时,应及时抚平;弹力袜有磨损、破损或型号不合适时,应及时更换。

(重庆医科大学附属第二医院　江雪梅)